笑对狼疮

战胜狼疮就是这么简单

余金泉　杨岫岩　著

U0385872

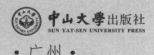
中山大學出版社
SUN YAT-SEN UNIVERSITY PRESS

·广州·

图书在版编目（CIP）数据

笑对狼疮：战胜狼疮就是这么简单/余金泉，杨岫岩著. —广州：中山大学出版社，2018.5

ISBN 978 – 7 – 306 – 06342 – 7

Ⅰ. ①笑…　Ⅱ. ①余…　②杨…　Ⅲ. ①红斑狼疮—诊疗　Ⅳ. ①R593.24

中国版本图书馆 CIP 数据核字（2018）第 082537 号

出 版 人：徐　劲

策划编辑：鲁佳慧

责任编辑：鲁佳慧

封面设计：林绵华

责任校对：邓子华

责任技编：何雅涛

出版发行：中山大学出版社

电　　话：编辑部 020 – 84110771，84113349，84111997，84110779
　　　　　发行部 020 – 84111998，84111981，84111160

地　　址：广州市新港西路 135 号

邮　　编：510275　传　　真：020 – 84036565

网　　址：http：//www.zsup.com.cn　E-mail：zdcbs@mail.sysu.edu.cn

印 刷 者：广州家联印刷有限公司

规　　格：787mm×1092mm　1/16　14.25 印张　260 千字

版次印次：2018 年 5 月第 1 版　2018 年 5 月第 1 次印刷

定　　价：45.00 元

我国的红斑狼疮病人群体庞大，但临床缓解率低，迁延不愈者常见。这种状况与病人疾病知识缺乏、依从性差不无相关。国内在红斑狼疮的知识普及上比较薄弱，但本书作者一直笔耕不辍，写了大量的红斑狼疮科普文章，在临床医生及病人中均有很大影响。在此，希望该书能让更多的狼疮病人获益，早日康复。

——栗占国　北京大学人民医院临床免疫中心/风湿免疫科主任，风湿免疫研究所所长，北京大学医学部风湿免疫学系主任，国际风湿病联盟（ILAR）和亚太风湿病联盟（APLAR）前主席，中华医学会风湿病学分会前任主委，中国免疫学会临床免疫分会主任委员

红斑狼疮是风湿免疫科最复杂的疾病之一。余金泉医生曾与我共事，他近年来致力于狼疮及免疫病妊娠问题的诊治，已有不少病人在他帮助下实现生儿育女的愿望，也有许多病人在他指导下实现了激素零用药。杨岫岩教授是享誉国内的风湿病学专家。此次他们共同著书，用深入浅出的语言讲解疾病诊治的理念，同时又不失科学和严谨，是病人的福音，相信此书能很好地帮助狼疮病人！

——刘泽星（Chak-Sing Lau）　香港大学李嘉诚医学院教学副院长，鲍氏医学及卫生教育研究所所长，玛丽医院风湿与临床免疫中心主管及崇光基金讲座教授，亦是现任香港医学专科学院院长。原英国苏格兰邓迪大学（University of Dundee）风湿科首席教

授，香港关节炎及风湿病基金会创会主席，亚太风湿病联盟（APLAR）前主席，同时也是自身免疫亚洲大会、风湿病十大题目及华夏风湿病大会的创会主席之一

作者的科普文章不仅专业，而且通俗易懂，医患皆宜。狼疮诊疗和日常生活注意等各方面在此都有述及，而读后令病人不再闻狼疮而生畏，医病医身更医心。

——**梁东风**　解放军总医院风湿科副主任医师，中华医学会心身医学分会心身风湿学组组长

余金泉医生可能是国内第一位自由执业的风湿免疫专科医生。在加盟卓正之前，他告诉我，希望在卓正的平台上精细化管理每一位狼疮病人，实践"以病人为中心"的医疗模式。一年多后，拿到余医生和导师杨岫岩教授合著的新书，我能强烈感受到余医生"帮助狼疮病人像正常人一样生活"的初心。向余医生的专注、努力和杨教授的理解、支持致敬！

——**王志远**　卓正医疗 CEO

医学科普与诊疗一样，是医疗服务中不可或缺的组成部分。余金泉医生多年来在医学科普领域做了很多探索，作为微信公众号"医学界风湿免疫频道"的金牌作者，他的专栏获得了医生同道的喜爱，成了医生乐于分享给病人的内容。余金泉医生的文字让我们相信，医学科普也是一种推动医疗发展、和谐医患关系的力量！

——**陈婕**　"医学界"执行主编

作者简介

余金泉　风湿免疫科医生。英国风湿病学会国际会员、国际顾问。曾任职于中山大学附属第一医院和香港大学深圳医院。2017年1月加入卓正医疗，任风湿免疫科学科带头人。2015年11月创立狼疮病友会（蝶友会），是狼疮病人的精神家园。2015年12月开设狼疮专病门诊，2017年1月开设狼疮妊娠门诊，帮助狼疮病人实现病情控制及"激素零用药"，帮助狼疮病人实现生儿育女的愿望。独立经营"余金泉医学科普"公众号，主要进行包括狼疮在内的风湿免疫疾病相关科普，文章备受"医学界""39健康网"等医学媒体喜爱并长期免审转载。是国内最具影响力的年轻风湿免疫学专家之一，多家医学传媒如"医学界"、腾讯"腾爱医生"等均曾对其进行专访报道。为2016年中国健康总评榜年度健康科普先锋、2017年中国医疗自媒体联盟十佳原创文章获得者。

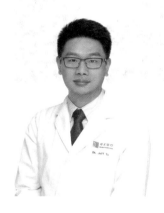

杨岫岩　国内知名风湿免疫学专家。系中山大学附属第一医院风湿免疫科创始人、主任医师、教授、博士研究生导师，历任风湿免疫科主任、大内科副主任。曾任中华医学会风湿病学分会委员，广东省医学会风湿病学分会副主任委员。是全球最早提出"红斑狼疮目标治疗 T2T/SLE"理念的学者，倡导狼疮治疗"激素零用药"。独立经营"杨氏书屋"公众号，科普文章不论在病人还是在风湿免疫科医生中都极具影响力。每年学术会议全国巡讲数十场，是深受年轻医生喜爱的风湿免疫学教授，更是深受病人喜爱的风湿免疫科医生，病人从全国各地慕名而来，教授门诊号长期供不应求，一号难求。

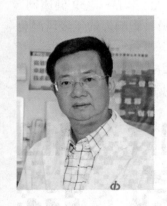

前言　狼疮的疾病科普任重道远

中国的风湿免疫学起步于 20 世纪 80 年代末至 90 年代初，发展至今已逾 30 载。然而，风湿免疫科（以下简称"风湿科"）的发展并不如意。

事实上，除了在一些"航空母舰"医院，其风湿科是很强大的，在大部分的医院，风湿科还是远远地被内科其他专科抛在后头，在一些地市级的三级医院甚至至今还没有设置单独的风湿科。

风湿科的发展，可谓滞后，也可谓堪忧。

风湿科病人易走弯路？该怪谁？

风湿科医生并不好当，我们的病人对疾病的认知总是太少，我们的病人对疾病的诊治总是存在太多的误区，他们在就诊时常说"某网络说""他们说""听说"，然而这些消息虽深入人心，却常谬之千里。

我们的病人辗转了国内各大医院，却还始终没有真正寻找到一个他们认为可以信任的医生。他们抱着一大沓的病历资料，花几千块买"黄牛号"，只为看知名专家，结果面诊三五分钟，医生开了一个用药方案，病人回去吃一两个星期后不见效，就觉得这专家不行，又转投其他医生。而实际上，风湿免疫科的用药，如慢作用药、免疫抑制剂，通常最快也需要 1～3 个月才能见效。

他们太痛苦了，痛苦到等不及药物起效。每次面对这些病人，除了心疼，更多的是无奈。看似每个病人治疗的历程都是一部血泪史，实则却是当下大众对风湿免疫疾病知识的缺乏，导致病人依从性差——医生没时间科普，病人来不及遵从。

当我们在怪他们缺乏医学素养时，当我们在无奈他们误解"风湿"就是老人家一到刮风下雨腿疼的时候，作为医生，我们有没有想过，我们能做什么？

如前所言，很多地市级医院都还没有专门的风湿科医生，所以医生对风湿病的诊治尚且不一定专业，又有什么理由来责怪病人没常识呢？

坚持科普：改变从你我做起！
以一人之力，不足改变现状？一开始我们也是这么认为的。

然而，出于突发奇想，我们先后开通了公众号"杨氏书屋"和"余金泉医学科普"。慢慢地，我们发现，科普的力量、知识的传播，真的是惊人的，阅读量总是超乎我们的想象。

科普文章给一个病人带来正确认知，就能改变他周遭几十上百个认识的人；给一个医生带来诊疗行为的改变，就能有成百上千的病人因此获益。

我们有自己的病人群体，只要是科普过的知识，现在并不需要我们再做解答，只要有病人再询问同样的问题，其他病友就会给予解答。

通过科普，我们也认识了很多国内同行，他们有些并不是专业风湿科的，有皮肤科兼风湿科的、有肾内科兼风湿科的，我们有了许多的交流，他们也觉得因此获益。

很多人问我们，白天工作已经很繁忙了，晚上还要花费大量精力写各种科普文章，哪来的动力？其实，以上种种，就是我们一直在坚持的动力。

狼疮病人更需要医学科普！
风湿科疾病认知率低，致残致死率高，诊治疑难，而系统性红斑狼疮（以下简称"狼疮"）具有高度异质性，属于风湿科中最复杂的疾病之一。如国际风湿病联盟（ILAR）和亚太风湿病联盟（APLAR）前主席栗占国教授所言："我国的狼疮病人人群庞大，但临床缓解率低，迁延不愈者常见。这种状况与病人疾病知识缺乏、依从性差不无相关。"

我们坚持不懈地对狼疮进行疾病科普，希望能帮助狼疮病人，尽可能地减少他们因对自己疾病的不了解而带来的恐惧。狼疮是终身疾病，治疗需要医患的理解沟通和配合。让我们一起科学认识疾病，携手战胜狼疮。

当我们以科学乐观的态度面对疾病，病情控制就会大不一样。

勇敢地与狼疮作战，喊一句："投降吧，狼疮君！"

余金泉
2018 年 4 月

注：余金泉医生长期从事狼疮临床及科研工作，此书为其在香港大学深圳医院主持的深圳市卫生系统科研项目（201601037）成果。

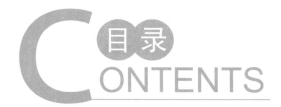

目录
CONTENTS

认识篇

规范诊治，狼疮就是一种普通病

许多病人在确诊系统性红斑狼疮（简称"狼疮"）后，都会出现悲观消极的情绪。因为狼疮和高血压、糖尿病、冠心病等普通慢性病一样，都是不可治愈的，是终身疾病。但是，只要规范治疗，大多数病人的病情是可以达到完全缓解的。

赛琳娜换肾，让狼疮再引社会关注

赛琳娜让狼疮再现公众视线

2017 年 9 月，媒体报道美国乐坛小天后赛琳娜因狼疮接受肾移植手术治疗。该新闻使得狼疮这一发病率并不高的疾病又一次出现在公众的视线里。

初识狼疮于《第一次的亲密接触》

初识"狼疮"这一名词，是在 20 世纪 90 年代末的网络小说《第一次的亲密接触》。

"我不敢凝视着她，因为她的脸上有一只蝴蝶。昨晚离开前我才知道，她得的是红斑性狼疮，俗称蝴蝶病。

……

如果我还有一天寿命，那天我要做你女友。我还有一天的命吗？没有。所以，很可惜。我今生仍然不是你女友。如果我有翅膀，我要从天堂飞下来看你。我有翅膀吗？没有。所以，很遗憾。我从此无法再看到你。如果把整个浴缸的水倒出，也浇不熄我对你爱情的火焰。整个浴缸的水全部倒得出吗？可以。所以，是的。我爱你。"

——摘自网络小说《第一次的亲密接触》

当年读着这样的文字，有多少情窦初开的少男少女为之落泪？这个叫作"红斑狼疮"的疾病，过去被称为"不死的癌症"，因为对狼疮病人而言，除了疾病自身带来的病痛之外，还有治疗过程中使用的糖皮质激素

（以下简称"激素"）等药物所带来的副作用，而且过去认为病人应终身使用激素治疗，一旦停止，病情极易复发，严重时甚至威胁生命。

狼疮不是一种皮肤病

很多人看到"斑"和"疮"这样的字眼，都会以为狼疮是一种皮肤病，甚至认为该病具有传染性，害怕与这类病人接触。其实，狼疮是一种可累及全身多系统和脏器的自身免疫性疾病，主要因自身免疫紊乱而导致，需要强调的是，该病完全没有传染性！

大部分狼疮病人会出现面部的皮疹、红斑，比较典型的皮疹分布于脸颊鼻梁两侧，形似展翅的蝴蝶，因此被称为"蝶形红斑"，是狼疮的特征性表现之一，但须知狼疮的病变不仅仅是"蝴蝶斑"那么简单。

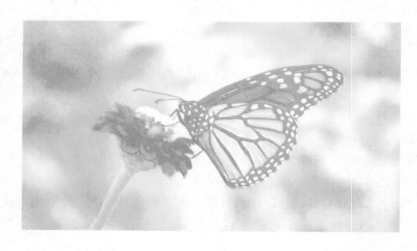

这只"狼"喜欢年轻女性

狼疮好发于年轻女性，多于15～45岁育龄期女性出现，女性和男性的患病比例约为9∶1，中国的狼疮病人得病的平均年龄为29.2岁。据文献报道，西方国家狼疮的人群患病率为40～200人/10万人。既往研究数据显示，中国狼疮发病率约为70人/10万人，近年来也有研究报道，目前北京地区的狼疮发病率为30人/10万人。但是，国内学者普遍认为中国狼疮的发病率是被低估的，推测的数据是中国有狼疮病人100万～200万人。

这只"狼"到底有多恶

在激素和免疫抑制剂应用于狼疮治疗之前，狼疮基本处于"无药可医，谈'狼'色变"的状态，人类在未知的疾病面前显得十分渺小。当时，狼疮的 5 年生存率仅为 30%，也就是说，那部分患病程度轻的病人在 5 年内存活了下来，稍微重一些的基本都被这只"饿狼"夺去了生命。因此，狼疮也一度被认为预后几乎等同癌症，被称为"不治之症"。待到激素在狼疮治疗应用之后，5 年生存率才提高到了 50%，但仍然有大量的狼疮病人在与"狼"争斗中未能幸免。

狼疮之所以"恶"，是因为狼疮是一组高度异质性疾病，每个病人的表现都不一样，轻者只是皮肤、关节的病变，而重者则会发生血液系统损害、内脏损害，甚至累及中枢神经系统，出现神经精神狼疮。其中最常受累的内脏是肾脏，严重时会出现肾衰竭——赛琳娜正是因为狼疮累及肾脏，严重的狼疮肾炎导致不可逆的肾衰竭，所以需要进行肾移植治疗。我们常说"Lupus can do everthing！"（"狼疮无所不为。"）狼疮病人可以有各种不同的临床表现，治疗上亦不尽相同，因此，常让人无所适从。

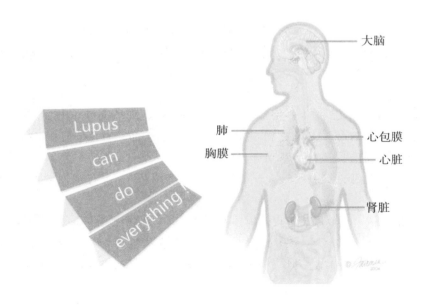

狼疮还会导致异常妊娠

狼疮好发于育龄期女性，并且与妊娠有着千丝万缕的关系。狼疮病人妊娠容易诱发病情活动，狼疮妊娠期病情复发的总体概率为33%，在医学高度发展的今天这个比例依旧不低。此外，狼疮病人容易合并一种叫作"抗磷脂综合征"的疾病，该综合征以复发性妊娠丢失为突出表现。无论是病情的活动，还是抗磷脂综合征的存在，都使得狼疮病人的妊娠变得举步维艰。哪怕时至今日，仍然有很多医生认为，得了狼疮活着就是万幸，不应该再奢望怀孕生子这件事。

狼疮治疗的现状如何

《第一次的亲密接触》出版于1998年，至今刚好过去整整20年了。这20年，是风湿免疫学科发展突飞猛进的20年，对于包括狼疮在内的许多免疫疾病，目前已经有了很大的突破，已经可以很好地控制了，但是，大众对狼疮的认知还停留在过去。对于狼疮病人，除了要背负疾病带来的伤痛之外，还要背负不知情者的非议。其实，对狼疮的认知，真的要升级一下了！

高血压、糖尿病、冠心病都是慢性疾病，都是不可治愈的，但是得了这些疾病似乎大家并没有那么另眼相看。其实，狼疮和高血压、糖尿病、冠心病等普通慢性病一样，都是不可治愈的，但只要规范治疗，大多数病人的病情可得到完全缓解。部分研究结果显示，目前，我国狼疮5年、10年、15年存活率已分别达到86%、76%、68%。随着对疾病研究的进展，我们也不再认为得了狼疮，激素是必须终身用药的，笔者率先提出了在密切监测病情的前提下，实现激素"零用药"的目标。我们一直践行这样的理念和目标，已有不少病人实现了激素的"零用药"，也有越来越多的病人实现了生儿育女的愿望。

狼疮病人一样可以破茧成蝶，活得精彩。关键在于早诊断、早治疗、规范治疗。医生在控制疾病的同时，也应重视药物可能导致的不良反应，尤其是激素可能导致的不良反应。在病情控制的前提下，尽可能减停激素，实现激素"零用药"，即使无法实现激素"零用药"，也应使用尽可能小剂量的激素。

狼疮治疗应该有什么目标

狼疮治疗应该有什么目标？SLE 达标治疗推荐里提出了 10 多条。其实，于笔者而言，狼疮治疗的目标很简单：

（1）及早诊断，尽早正规治疗。

（2）尽量缓解病情或将病情控制在低疾病活动状态。

（3）病情控制允许的情况下争取实现激素"零用药"，如无法实现激素"零用药"，也应当在病情允许范围内尽量降低激素维持治疗的剂量。

（4）提高狼疮病人的生活质量，让狼疮病人与健康人一样生儿育女。

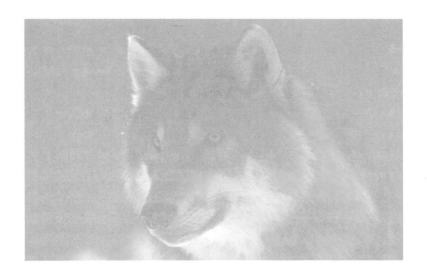

《第一次的亲密接触》中轻舞飞扬的结局或可改写

"如果我还有一天寿命，那天我要做你女友。

我还有一天的命吗？……没有。

所以，很可惜。我今生仍然不是你的女友。"

——摘自网络小说《第一次的亲密接触》

在《第一次的亲密接触》这本小说中，身患狼疮的女主角"轻舞飞扬"写给男主角"痞子蔡"的这句经典台词，曾经感动了无数网友。

20年过去了，医学日益发达，狼疮以前是不治之症，现在是慢性病，病人经过规范、个体化治疗后，生命不再受狼疮的威胁，女性病人可以享受正常女性该有的生活，结婚、怀孕、生子、陪伴孩子长大。

如果《第一次的亲密接触》的作者蔡智恒了解到医学的进展，现在是不是该把小说结局改写一下？那么我们就脑洞大开、越俎代庖，客串一下轻舞飞扬和痞子蔡，问医生几个问题。

医患问与答

轻舞飞扬：我患了红斑狼疮，还能活多久？能和痞子蔡相伴到老吗？

医生：红斑狼疮不会威胁你的生命。我这样回答，你相信吗？容我慢慢解释。20世纪80年代前，狼疮被认为是不治之症，从20世纪80年代到21世纪初的头10年，狼疮变成了可治之症，"狼疮病人活10年"成为可能。但是，医生们在治疗中逐渐发现，按照一个方案治疗全部狼疮病人，必将有一半的人治疗不足，而另一半的病人被过度治疗。目前，狼疮的治疗理念正在悄悄地发生演变，过去以"治疗方案"为中心，如今以"缓解疾病"为中心。这是什么意思呢？这种疾病只要通过个体化治疗，完全可以和没患病之前一样，享受人生。你们和健康人没什么不同，放下心理负担，你可以拥有原本属于你的精彩人生。

痞子蔡：她说宁可死掉也不变胖子。在治疗过程中必须用激素治疗吗？

医生：这是很多年轻女病人在看到我开激素药物时发出的抗议。我的回答通常是"我最多让你胖 1 年"。我们要对激素有个正确的认识，激素主要是起抗炎作用，缓解疾病靠缓解病情的药物，它是基础用药，但不是全程用药，更不是终身用药。因此，激素的剂量要根据炎症反应的激烈程度而定。如果是炎症反应激烈者，就要立足于激素，如果是增殖性病变、纤维化性病变为主者，就立足于免疫抑制剂。根据这个思路，个体化地确定具体病人的激素剂量。

轻舞飞扬：我能生孩子吗？

医生：有80%以上成功的机会。这种疾病是一种典型的自身免疫疾病，多见于15～40岁女性，很多女性病人都会有这样的疑问。如果是1990年以前，你得到的解答很有可能是"不"。1990年以前，医学界普遍告诫狼疮病人不要怀孕生子。当时狼疮的治疗效果不佳，很少有病人能达到病情缓解，而病情没有缓解时，怀孕分娩易导致狼疮病情恶化，严重者危及生命。近30年来，狼疮的疗效已经大有改善，多数病人的病情可得到缓解。在病情缓解之后，不少病人就可以如愿以偿了。在我接诊的病人中，通过个体化治疗让病情得到缓解的女病人中，有80%以上的能顺利怀孕，怀孕过程中，我们通过个体化的监控，除了少数几位女性有习惯性流产导致妊娠终止之外，大部分女病人都能顺利生下孩子。

轻舞飞扬：就是说，我的狼疮能治好了？

医生：1986年，美国国家卫生研究所（NIH）提出狼疮肾炎的环磷酰胺（CTX）冲击治疗方案，结束了狼疮治疗无章可循的无序阶段，具有里程碑意义。它强调每月1次CTX冲击治疗，连续6个月作为诱导治疗，然后转入每3个月1次，连续3年的维持治疗。然而这个"以治疗方案为中心"的模式并不完全适用于狼疮这种高度异质性的疾病。

狼疮是一个高度异质性疾病，疾病的轻、重、急、缓，因病人的体质状况及其对药物的敏感度和耐受性不同而不同，因此，治疗需要个体化地制订一个诱导治疗的初始方案，并且在随访中根据病人的治疗反应，评估和调整治疗方案以确保疾病朝着缓解或低度活动的目标逐渐改善。我们现在治疗的目标是完全缓解或者疾病低度活动。在急性期，会采取诱导治疗

（即达标治疗过程），采用最安全、最有效、最便宜的方法，使疾病朝着治疗目标逐渐好转。一旦治疗好转，我们将用最低剂量的药物（甚至低至"零用药"），让疾病保持在目标状态。

"先定人，再定治疗方案"，这是我们现在所倡导的治疗理念，该理念强调个体化治疗，需要以循证医学为基础，医生需要做的不是找具体方案，而是结合自身的经验，找规律、找真理。

痞子蔡：需要吃很贵的药吗？吃药的话要治疗多久？

医生：治疗红斑狼疮不需要很贵的药，但是要看怎么用这些药。近 30 年来，业界不断有声音提出，狼疮的治疗是一门艺术，需要根据每个病人的具体状况进行个体化治疗。这些呼声促进了狼疮目标治疗理念的形成，促使狼疮的治疗进入了"以缓解疾病为中心"的目标治疗阶段。

一些对药物敏感的病人，可能 3 个月就达到了病情缓解，是否还必须继续完成 6 个月的诱导治疗？而另一些比较顽固的病人，可能 6 个月以后疾病还处在中高度活动状态，是否也可以转入维持治疗？这些都是值得我们思考的。

轻舞飞扬：看来这个病真的有得治！在治疗时，我们需要怎么配合？治好后要多久回医院来看？

医生：治疗狼疮不能只满足于"有效"，而应该在用药安全的前提下，追求"更佳"的疗效，不但要追求完全缓解，而且要让疾病缓解后不容易复发。

在初始方案实施初期，必须密切注视治疗反应，包括疗效和耐受程度，以调整到最合适该病人的药物组合和剂量。复诊时一定要带门诊病历。在住院期间，除了诱导治疗外，还有一个重要的目的就是观察病人对药物的敏感性和耐受性，为出院后漫长的门诊治疗打下基础，因此，复诊时一定要带住院小结。

对于危重红斑狼疮，需要随时评估、随时调整，而重症红斑狼疮住院病人也需要短时间内复查各项临床和实验室指标，出院初期和门诊初始治疗的病人，第一个月通常需要每 1～2 周复诊评估一次，以后每月复诊评估一次，病情控制在低活动度以后，每 3 个月复诊评估一次，病情缓解后，可以每 3～6 个月复诊评估一次。

笔者常说，"要让狼疮病人与健康人一样长寿、与健康人一样生活、与健康人一样生儿育女、与健康人一样享受人生。"这得益于医学的进步，让我们有充分的证据和足够的信心改写轻舞飞扬的结局。

"如果我还有一天寿命，那天我要做你女友。
我还有一天的命吗？……有。
所以，很庆幸。我今生将是你的女友。
我们还将有健康活泼的小痞子蔡或小轻舞飞扬。"

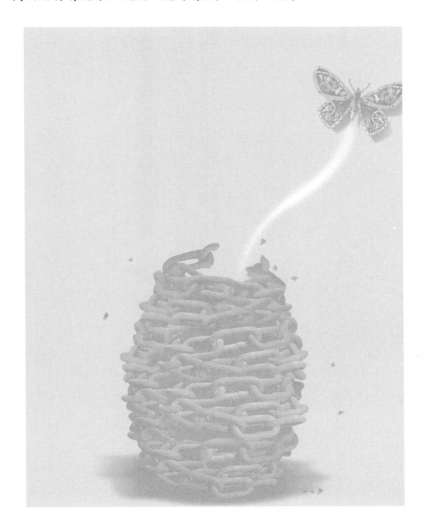

疾病模样：狼疮是一种自身免疫性疾病

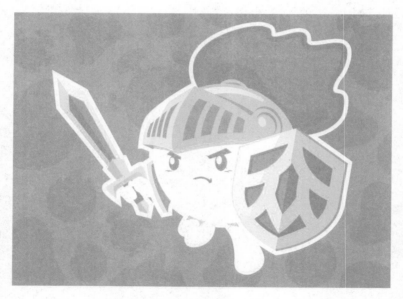

正常的免疫力，是身体的健康卫士

狼疮为什么看风湿科

　　"我一直不知道应该来看风湿科，原来风湿科还看这个病啊？如果早点来就好了，或许我的病就不会被耽误了！"作为风湿免疫科医生，常常听到病人这样说。在很多老百姓的心目中，风湿免疫科看的就是"风湿"，而"风湿"就是"老人家一到刮风下雨腿疼"。其实，风湿免疫疾病是一大类疾病的总称，共有 100 多种疾病，主要包括类风湿关节炎、痛风性关节炎、系统性红斑狼疮、强直性脊柱炎（脊柱关节炎）、干燥综合征、皮肌炎/多发性肌炎、硬皮病（系统性硬化症）、骨关节炎、白塞病（丝绸之路病）等系统性血管炎等。而前面提到的"刮风下雨腿疼"，一般都是骨关节炎所致，确实属于风湿免疫科的范畴，但仅是这 100 多种疾病中的一种。同时，风湿免疫科不但不仅仅看"风湿骨痛"，还是内科里的"疑难杂症科"，狼疮就属于其中比较复杂的一种疾病。

狼疮的本质是自身免疫疾病

每个人都有免疫力，正常人的免疫力就像健康卫士，每每有细菌、病毒等"外敌"入侵，身体就会发出警报，机体免疫力就会被动员起来，把"外敌"消灭。

然而，有部分人群，其正常的免疫力被削弱了，此外又分化出了一些"一念成魔"的"异化份子"——致病性 T 细胞、B 细胞等免疫细胞异常活化、增殖，由此产生了多种炎症介质、细胞因子和自身抗体（我们比喻它们是"敌我不分"的"暴民"），开始攻击人体正常的组织器官，攻击人体的皮肤、关节、脏器，于是风湿免疫疾病发生了。因此，风湿免疫疾病又称自身免疫疾病——自身免疫力异常激活后攻击自身而发病。其实称其为"自身免疫疾病"与其发病机制更为贴切，狼疮从本质上讲就属于一种自身免疫疾病。

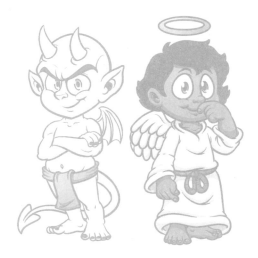

免疫力，可以是天使，也可以是魔鬼

为什么在她/他身上发病了，其他人却不发病

虽然近 30 年风湿免疫学科有了长足的发展，然而，还是没有办法很好地解答这个问题！我们经常跟病人说的一句话就是："这都是命，命里有时莫怨天，命里无时要庆幸。"

然而，没有无缘无故的病，除了先天遗传因素，笔者能告诫大家的就是戒烟、限酒、减少熬夜、远离高压力、远离过劳死，不要让自己的身体长期透支处于"亚健康"状态。然而，"命"也有偏好，比如系统性红斑狼疮、干燥综合征偏好女性；痛风性关节炎、结节性多动脉炎偏好男性。系统性红斑狼疮恶如豺狼，偏偏"自古红颜多薄命"，这个病多见于年轻女性。为什么？狼疮对女性的偏好，可能与雌激素作祟有关。

低认知度，高致残率

风湿免疫疾病虽然认知度低，但致残率却极高。以系统性红斑狼疮为例，有部分病人起病早期只是一些皮疹、口腔溃疡、关节炎，因此，未能引起重视，而一旦病情进展，累及肾脏、肺脏、心脏、大脑，出现狼疮肾炎、狼疮肺炎、狼疮心肌损害、神经精神狼疮（狼疮脑病），往往会威胁生命安全。有数据显示，在系统性红斑狼疮引起足够重视之前的年代里，5 年病死率高达 70%。

听医生的话，结局往往会比较好

中国的风湿免疫学界起步于 20 世纪八九十年代，在此之前，国内罕有专门从事风湿免疫专业的医生（其实哪怕是现在，专业的风湿免疫科医生仍很稀缺），因此，风湿免疫疾病病死率高，许多疾病被称作"不死的癌症"，许多病人成了"活死人"。得益于国内风湿免疫学科的发展，近 30 年来，整个风湿免疫疾病的诊断、治疗手段均有了翻天覆地的变化。现在，如果能尽早就诊，严格按照医生的要求规范用药，听医生的话定期复诊，在医生指导下缓慢调药，大部分的风湿免疫疾病病情都可以得到很好的控制，而不是在不断的病情反复中走向死亡。风湿免疫学界的进展，让我们对疾病治疗的理念从诊断疾病、缓解症状、减轻痛苦，发展到早期诊断、控制病情、缓解疾病活动、高质量长期生存。

早诊治，规范治疗，个体化治疗

要达到疾病完全缓解的目标，最重要的还是早诊断、早治疗，规范化治疗，个体化治疗。

首先，要尽早诊治。研究证明，早期诊治、早期用药，可以使风湿免疫疾病病人的病情在发病的起始阶段得到控制。诊断越早，减停药物越容易。以狼疮为例，狼疮的脏器损害常在发病 1 年内发生，大量证据证明，越早进行有效治疗，发生脏器损害的概率越低。

其次，要规范化积极治疗。在系统性红斑狼疮等疾病的治疗中，在无不良反应的前提下，积极规范用药无疑可以使更多病人的病情得到缓解。

再次，对于每个病人，起病的原因不同、临床表现不同，对药物的反应存在个体差异。尤其是系统性红斑狼疮，属于高度异质性疾病，是风湿免疫疾病里最难治的疾病之一。孙悟空有七十二变，然而狼疮却更加变化多端，一万个狼疮可以有一万种不同的表现，所以，一定要强调个体化治疗，在药物治疗上针对个体找到最合适、最有效、最安全的治疗方案。风湿免疫疾病的治疗，我们一直强调，没有最好的药，只有最合适的药。对于脱离了个体，谈药物的有效性，谈药物的副作用，都纯属无稽之谈。

病人心声：为什么我会得红斑狼疮

患者心声

从医生告诉我得了红斑狼疮到现在已经九年半了。当今天我打下"红斑狼疮"这四个字的时候，仍然有那种恐怖的感觉，这四个字真的看起来就已经很触目惊心了。

2007 年夏天，我被确诊得了红斑狼疮，确切地说发病是在 3 月，面部红斑，一直当作皮肤病辗转在各医院。虽然只认为是皮肤病，但我依然挺重视地去寻医，因为心里总是有一种隐隐的感觉，也许并不那么简单。直到 4 个月以后，来到风湿免疫科，抽了好多管子血，最后被医生告知得了红斑狼疮，治不好，戴上这顶帽子就永远别想摘下来了，要终身服药。当时听到这个诊断真的是五雷轰顶。因为小时候听大人们悄悄地背着我说起谁谁家的谁谁，得了个什么什么病，连几岁都没熬到就走了，好像这毛病就是红斑狼疮。

后来的日子，和所有的病友一样，正规吃药，复诊，跟踪，继续吃药。请了 3 个月病假后，怕丢了工作就回去上班了。

人生总是起起伏伏。2014 年的春夏之交，工作上的事情让我情绪极度抑郁，我觉得自己是得抑郁症了，我觉得再不从工作中退出来，一定会再度复发的。于是我就请假，然后辞职。这大段的空白，给了我一个很大的自我疗愈的空间和时间。我一直在问自己，为什么我会得红斑狼疮？直到有一天，我决定回想一下，看看 2007 年那时候都发生了什么？得了红斑狼疮，究竟对我有什么好处！

好处一：我马上得到了休息的权利。那段时间我的工作实在超负荷得一塌糊涂，当我跟领导说我得病了要请假，领导立马就启动了工作交接程序，然后免了我所有工作，给我放了一个大假——因为当时她也不太懂，也很害怕。后来，我听说在我请假没多久，公司就接了一个大项目，搞得我们团队所有人都精疲力竭，同事们都说我逃过一劫。现在想来，真的是逃过一劫。如果我在岗，我真的无法想象，连续一周不睡觉工作会是怎样的情境，会不会猝死？

好处二：我妈听说之后，马上从老家赶来照顾我，让我们母女俩又有了长时间朝夕相处的机会，而这距离我18岁离家求学，已经过去9年了。我妈说我18岁之后变得叛逆了，然后我们之间时常摩擦起火，而自从我妈知道我得病后，就变得迁就了我很多，我和父母之间的关系也变得风平浪静了。

好处三：父母同意了我的婚姻。当时我交的男朋友，无论家庭背景和学历工作都比我差，爸妈并不满意。而这一生病，我爸妈顿时觉得掉了身价，只求平安不求其他。当时我男友没有离开我，我们顺利结婚了。如果我没有生病，抑或我得的只是普通疾病，那也许关于婚姻的风暴依然少不了。

在那个时候，"我不想你们在工作中压迫我""我想要和父母修复关系""我想和这个男人结婚"——这些是我心底的最直接的声音，但我没有胆量、没有能力去发出这个声音。我自己做不了主，于是我的身体替我做主了。

工作中，我恐惧自己的能力不够。当时的我在2004年结束了一段很糟糕的感情，然后就把所有精力投入到工作中，变成了一个"官迷"，信奉努力工作就能晋升。在感情中得不到认可，希望在工作中得到认可。2006年，我被提拔到了上海工作，那个工作环境并不是我喜欢的，但我依然很拼。对同事，团队里面大家不想干的活都给我，对领导多干活以博取领导欢心，但换来的只是能者多劳干更多的活儿。从来没有休息日，晚上总是工作到深夜0点，如果22点结束工作那都是要欢呼的。如果是做自己喜欢的事也就算了，但那时候工作环境复杂，我看不惯也不喜欢，但我必须压下来，还要表现得很开心。那段时间我过得很苦很压抑，但也不敢说。为什么？因为我害怕认输。如果说累了，就是认输啊！我不会拒绝，不会拒绝来自各方面的事儿。那时候我是个先进工作者，走到哪儿都被表扬，但我已经承受不住了，身体和心理上都承受不了了。我很想离开那个环境，但又不敢说自己没能力面对这么复杂的局面，我几乎面临崩溃的边缘。所以这个客观存在的疾病可以让我名正言顺地休息，我可以不用说自己没能力了，可以直接推脱到是生病的原因。多好，多冠冕堂皇的理由啊！

生活中，我恐惧和父母的冲突。在和父母的关系上，18 岁以前我绝对是事事听父母的乖孩子。但 18 岁之后，开始追求自我。我在追求自由，妈妈却一直要控制我，所以矛盾重重。而我一直以在外工作逃避我们之间的直接冲突，虽然我内心很想要和谐，我想要妈妈对我满意，我丢不掉那顶"乖孩子"的帽子。生病，其实也是一种退行。因为生病会显得格外弱小，重新退缩成孩子，而此时，妈妈就可以站出来，继续管理女儿的生活。我退行成一个小孩，满足了妈妈控制的欲望，于是那时候，关系又平衡了。而且，我还可以以生病作为要挟，让父母退让，接受我自己选择的婚姻。

这一切，都源于我要那个"好"，我要做那个优秀的小孩，甚至为了足够地去呈现那份"好"而牺牲自己自由表达的权利……所以，当所有这些自由意志都不被允许，而我又没有足够的力量去抗争和决裂的时候，只能用一种自我伤害的方式来呈现，因为只有这种自我伤害是被允许的，这是用极端的方式来表达出自己的诉求。

红斑狼疮，自身免疫疾病，不就是自己攻击自己吗？还有比这个病更恰当的呈现吗？

（蝶友萌萌供稿）

医生点评

这是一个系统性红斑狼疮病人（蝶友）得病前后的心路历程。每一个最终能与慢性疾病和平共处的病人，都经历了一部与疾病抗争的血泪史。

现代人生活节奏太快，来自方方面面的工作压力、生活压力，往往压得人透不过气来。从事风湿免疫科临床久了，发现我们不少病人都是性格要强的，事事争先自然是好，但是带来的压力与免疫病的发病又何尝没有关系？

很多人问我，有什么办法可以预防风湿免疫疾病，这个问题真不好回答。我能给的建议是：戒烟，限酒，作息规律，少熬夜；坚持适当锻炼；劳逸结合，拒绝过度工作，拒绝"过劳死"；调整心态，积极乐观。工作也好，生活也罢，不要给自己太大的心理负担——开心的人往往更健康，也更长寿。

另外，蝶友的婚嫁问题确实也值得我们关注。相信很多蝶友如萌萌一样，觉得得了这个病，自己就"掉价"了。但是，就如既往科普反复强调的，得益于科学的发展，现在我们已经可以很好地治疗大部分的狼疮病人，相当一部分病人可以实现激素零用药，最后只用很少的药物维持控制。另外，对生育的影响，除了曾使用累积量较大的环磷酰胺或雷公藤制剂的病人外，目前并无证据证明患狼疮的女性生育能力较正常人下降。还有蝶友担心的遗传问题，狼疮会遗传吗？狼疮有家族聚集的现象，但其遗传概率并不高。举个不恰当的类比，哮喘发病也是遗传因素大于环境因素的，哮喘病人也容易反复发病需要经常用药，但是他们会因为哮喘就在婚嫁中受到歧视吗？

　　在这里要跟我们的蝶友说，千万不要妄自菲薄。自信地过好自己的每一天，你若芳香，蝴蝶自来；你若明媚，阳光自在；你若精彩，天自安排。

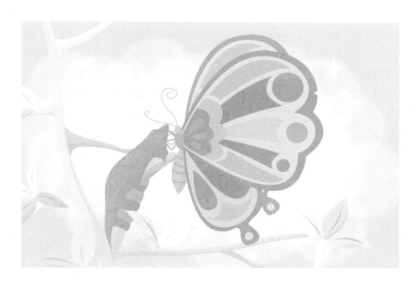

揭开迷雾：狼疮的认识误区

不少狼疮病人在诊治过程中，一味地追求"彻底治愈"，一味地要求疗效立竿见影，最好今天吃药明天就感觉"轻松"了，实际上这是不可能的。所谓的"特效药"都只是遮掩病情的幌子。为此那些求医心切的人走了不少弯路，花了不少冤枉钱，最后还付出了健康甚至生命的代价。

临床中，我们常见到因为对疾病不了解而产生的诸多认识及诊治误区。这些误区确实惹人担忧，下面我们就一一分析。

误区一："狼疮不可治"——缺乏信心，放弃治疗

随着风湿免疫学科的发展，近 30 年来，狼疮的诊断、治疗手段均有了翻天覆地的变化。现在，狼疮病人如果能尽早就诊，严格按照医生的要求规范用药，按医生的要求定期复诊，在医生指导下缓慢调药，大部分病人的病情都可以得到很好的控制。

因此我们说，只要能及时发现，抓紧时机给予积极正确的综合治疗，多数病人的病情可以完全控制，像正常人一样工作生活，但如果不正规治疗，就有可能发展到疾病严重阶段，给病人身心带来极大的伤害。

误区二："狼疮可以治愈"——寻求"祖传秘方"

得了狼疮的病人往往都很焦急，这个时候极易病急乱投医。一方面担心疾病累及内脏，另一方面又担心使用西药伤身，于是有些患者就到处寻找根治的"名医""秘方"。各个"名医"都找遍了，各种"秘方"也都试遍了，几年下来，不但"治病"花了不少钱，更糟糕的是耽误了治疗时机，造成了严重后果。比如，有些狼疮病人本来病情不重，结果一拖再拖累及

重要脏器，疾病威胁生命，这种情况在临床上见得太多了。

其实，狼疮损害人体的部位不尽相同，临床特征差异很大，很难有一个药方就可以解决所有不同的问题。

事实上，目前已经明确地包括狼疮在内的多数自身免疫疾病，都难以根治。很残酷是不是？但是，只要正规治疗，大部分狼疮病人都可以完全控制病情。一开始疾病病情活动时服用的药可能比较多，但是病情控制后完全可以减少服用药物的种类和剂量，使病人在服用较少维持剂量药物的情况下保持无症状高生活质量生存。

误区三："终身使用激素"

许多狼疮病人因害怕"终身使用激素"而拒绝科学的治疗。其实，"狼疮需要终身使用激素"是过去的观点。半个世纪以前，激素开始用于治疗狼疮，大大降低了急性期狼疮病人的死亡率，并成为治疗狼疮的基础用药。当时还发现，激素减量或停药后，病人会复发或病情加重，因此形成了"狼疮需要终身使用激素"的治疗观点。

十几年前，医学界已经逐渐认识到，激素只能控制症状，不能从根本上缓解病情，不能阻止和逆转慢性病变的发展。此外，长期使用激素会产生严重的不良反应。因此，治疗狼疮不能过分依赖激素。

任何一个医生用激素治疗狼疮，都可以让病人产生较好的近期疗效，但治疗红斑狼疮的关键是诱导缓解，就是令疾病处于休眠期，不对人体产生伤害。诱导缓解的药物主要是免疫抑制剂。虽然这类药有一定的毒性，但其远期不良反应低于激素。在使用这类药物后，激素用量大多可以顺利地减少，因此，免疫抑制剂也叫激素助减剂。激素和免疫抑制剂两者都有较大的毒性，关键在于如何根据病情的需要选择恰当的药物，掌握好剂量和疗程，以达到最大的疗效和最小的不良反应。

在病情完全缓解后，半数病人可以停用激素，甚至部分病人可以完全停药。当然，可以停药不等于痊愈，一般说来，如无症状，可以每3～6个月到专科医生那里复查一次，一旦出现症状，应随时复诊。

误区四："长期使用止痛药、风湿药"

有些病人对治疗悲观失望，没有信心，关节痛自己到药店随便买点"止痛药"或者"风湿药"吃，止止痛就算了，有时还任意加大剂量。但是，有些"止痛药""风湿药"成分不清，随意服用可能造成肝肾功能的损害。另外，有些药中含有激素（地塞米松），长期服用虽然掩盖了一时的症状，实际上对病情进展的控制并没有作用，并且长期服用激素容易造成骨质疏松、关节退化加速，进一步加重病情，更有甚者出现股骨头坏死等严重副作用导致残疾。

误区五："自行停药"

部分病人在治疗一段时间后，发觉症状减轻了，自己觉得病"治好了"，就开始自己减药、停药，不再治疗。事实上，临床症状改善与病情完全缓解并不是一回事，不痛可能只是表面现象，随意停用药物，病变就会继续向前发展。所有药物都有可能发生不良反应，但是，疾病不治疗导致的危害是百分之百的，而药物不良反应发生的概率并不高，在规范就诊监测的情况下，发生的概率就更低了。因为害怕药物副作用而拒绝用药，实在不是明智之举。

误区六："治疗狼疮要用很贵的药"

人们常说"便宜没好货，好货不便宜"，可是这句带有普遍市场规律的话，却并不适用于临床治病用药。最新的不代表最佳，最贵的不代表最高级的治疗，内科治疗最重要的是用药要恰到好处。

目前的免疫抑制剂，有每月只需十几元的甲氨蝶呤，有每月要两三千元的霉酚酸酯，不久的将来，还会有每月需上万元的生物制剂。但是，治疗狼疮，贵药不等于好药。

轻、中型的病人首选的应是甲氨蝶呤；有内脏损害（如肾脏、脑部损害）的病人，需要考虑使用环磷酰胺（每月几十元）。但是，有一部分女性病人，由于病情较顽固，环磷酰胺需要较大的累积剂量才能控制病情，这样可能导致她们不孕或提前进入更年期。而昂贵的霉酚酸酯既能接近环磷酰胺的疗效，又没有性腺毒性，可以保住病人的生育能力和避免提前步入更年期。当然，不同药物之间的选择，也要视个人经济情况决定。

治病本就没有绝对的好药，药物的好坏并不是以价格来评判的，好药不一定是贵药，只要应用得当，便宜的药同样可以治好病。

你觉得病人"矫情"，其实只因他们是"全人"

日前，儿科医生王萍跟我探讨了一个问题：

一位年轻妈妈，正在哺乳期，刚确诊为红斑狼疮，目前每天使用泼尼松 5 mg 及羟氯喹 200 mg 治疗，可否继续哺乳？

病人的主诊医生认为，在服药情况下继续哺乳可能会对宝宝不利，王萍医生则力倡母乳喂养，但毕竟涉及风湿免疫科问题，所以想听听我的意见。

这让我想起我的另外两个病人。她们都是系统性红斑狼疮、狼疮肾炎病人，经过治疗病情控制稳定，顺利怀孕、生产，怀孕过程、生产前后病情均稳定。两名病人产后 1 个月回来复诊时，说在生产的医院产后就被建议使用溴隐亭回乳，停止母乳喂养，因为会诊医生认为哺乳会诱发狼疮病情活动。

回顾上面的情况，其实医生都是为了病人好。用药期间不建议哺乳，是怕药物对宝宝不好；治病期间不建议哺乳，是怕病情复发。

然而，对于一位母亲，哺乳对她的意义非常重大。

我们假设一个场景，一个哺乳期的妈妈刚恢复工作，老板跟她说"你去出差，不允许你哺乳了"，这个妈妈不跟老板急才怪！我认识很多女医生、女护士，产假结束回医院上班了，都继续坚持母乳喂养，都在当"背奶妈妈"，令人感叹母爱的伟大。妈妈一有点小病，就被建议断奶，其实这对哺乳妈妈的心理打击是很大的。

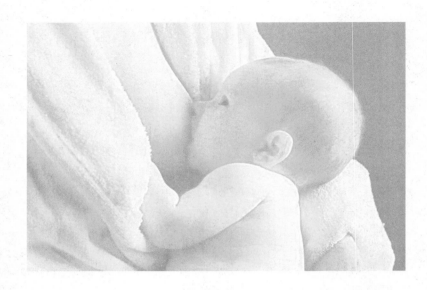

　　母乳是上天对人类的馈赠。母乳喂养有利于婴儿消化和健康发育，有利于增强婴儿抵抗力、免疫力，母乳干净、安全，可减少婴儿过敏现象，母乳喂养有利于增进母婴情感，有利于产妇恢复身体健康，可减少女性患卵巢癌、乳腺癌的机会；更何况，母乳喂养经济实惠啊！

　　而于我而言，母乳喂养还可以让女性狼疮患者忘记自己是一个病人的身份。轻易让她们放弃母乳喂养，是从心理层面告诉她们你是一个病人，这种心理打击是巨大的。

　　那么，服用泼尼松和羟氯喹的狼疮妈妈，真的不能母乳喂养吗？2016年，英国风湿学会（BSR）和欧洲风湿病学会（EULAR）都给出了权威推荐，小剂量泼尼松和羟氯喹对母乳喂养并无影响。

　　病情稳定的狼疮病人，哺乳就一定会诱发病情复发吗？不可否认，产后哺乳高泌乳素血症确实是狼疮病情复发的危险因素之一，以往对狼疮认识不够的时候，医生很多时候会建议产后不要哺乳以减少复发风险。现在随着对疾病认识的加深，对于病情稳定的患者，我们鼓励产后母乳喂养，仅当产后指标不稳定或临床症状波动时，才建议用溴隐亭回乳，停止母乳喂养。所以，上面两位狼疮妈妈其实大可不必用药物回乳来终止哺乳。

　　狼疮妈妈哺乳的诉求其实并不是"矫情"，想要太多，而只是因为她是一个"全人"罢了。

　　另外，至今还有很多意见认为，狼疮病人不适宜怀孕生产，因为这可能会诱发病情活动，或者可能会遗传。事实上，得益于医学的发展，目前对于病情稳定超过 6 个月且没有使用影响备孕药物的病人，很多都可以安全生育，只是备孕期间须进行严格的风湿免疫科与产科联合随诊，把妊娠风险降到最低。不能以为了病人好的名义而轻易剥夺一个人的生育权。生育是天伦之乐，生育是生命的延续、家庭的完整，怎能轻言不可？

在这里，我想给大众科普"全人医学"的观念，我要呼吁社会对狼疮病人的理解。

现代医学起始于 14—15 世纪，最初更着重于治病，即以技术取胜。人们过去对此有许多批评的声音，主要集中于对人性的淡漠和对技术的过度崇拜。美国社会学家 John Steven 更是尖锐地指出："医学的不断进步和专业化，使人屈从于治疗本身而失去了人性的味道。"

于是，大家开始提倡"人文医学"。什么是人文医学？用通俗的话说，就是医学不但是治病，更是救人，而且治病救人的重心落在"人"字上面。

再往后发展，就开始强调"全人医学"了。"全人医学"又是什么呢？全人即将人体视为一个集身体、心智和精神合一的个体，全人医学要求我们医护人员在对待病人时，不单要治病，且要治人，除了治疗疾病本身，还要关心病人作为一个全人的需求，成为会关怀病人的医生，而不是只会看病的医匠。

医是"仁术"，医者为"仁爱之士"，希波克拉底认为"医术是一切技术中最美和最高尚的"。医生不仅应当注意有病部位的治疗，而且也应当关爱病人。病人躯体上的不适往往也会导致精神上的痛楚，病人从而遭受到躯体和精神上的双重折磨，所以医生舒缓病人的精神压力也有益于躯体疾病的康复。

希波克拉底说，你对待人的最好方式是你对他们的爱，对他们的事情感兴趣。作为医生需要不断提醒自己，要让病人感受到医生对他的关心，病人会因此得到放松，并更容易进行有效交流。

全人医学，过去在医学院里讲得并不多。道阻且长，行则将至。我愿意用心做一个有温度的医生。

狼疮诊疗近年来已经取得了很大的进展，全人医学的观念能让医生更好地理解狼疮病人，真正做到同理心。只有医生首先感同身受地理解了，才能指望社会民众能不带有色眼镜看待狼疮病人。每一个狼疮病人都经历了一部与疾病抗争的血泪史，他们值得被这个世界温暖相待。

科学面对：与"狼"共舞，破茧成蝶

患者心声

2015 年年底，单位体检，第一次认识了余医生，关注了微信号，后来收到推送说有狼疮讲座，就去了。

说真的，余医生的外貌，很难让人信服。中国人都相信医生越老越有经验，而他长着一副大学刚毕业的模样，第一印象确实很难说服人。但是，讲座开始后我就信了。在那次讲座上，我第一次听说了个体化医疗概念，余医生详细地讲解了狼疮治疗可能涉及的每个药物，治疗作用、副作用、需要注意的事项，如数家珍，每个药都能讲出故事，顿时让我觉得这位医生很值得信任。

在这之前，其实我已经有些绝望了。当时得狼疮肾炎已经有五六年了，去过好多医院，看诊的经历是让人绝望的。我不知道有多少病友有和我类似的经历。我曾经等候在北京、上海，花两三千块钱买"黄牛号"，见到专家后，匆匆几分钟开了检查单，然后又是一个星期的等待。广州的医院也看了好多家。每个医生都是匆匆忙忙，开检查单，开药，病历越写越厚，却始终没有人很详细地给我解释过病情，也没有人关注过我的不安。

讲座后第一个星期一，我就挂了余医生的号。刚进诊室，余医生就说，"我记得你，你在讲座答疑环节提问了，狼疮肾炎这么多年反反复复，挺不容易啊。"我的眼泪一下子就不争气地流下来了。看病这么多年，第一次有医生感叹我看病不容易。当时，环磷酰胺已经打了很多了，余医生说再打怕伤了卵巢，没建议我用。骁悉也已经用了不短时间了，没看到效果他也不建议我用了，换了环孢素和甲氨蝶呤。就是打甲氨蝶呤比较麻烦，每个星期得跑一次医院，但是医生说打的比吃的效果好，为了治病就坚持下来了。三四个月后，蛋白就从"3＋"变成"±"了即尿蛋白强阳性转为弱阳性，六七个月后甲氨蝶呤就从打手臂改成吃的了，环孢素也停了。甲氨蝶呤口服了一段时间后也停了。停药3个月后，医生说，可以去备孕了。听到这句话，我就像听到了"圣旨"一般。我记得另外一个病友曾经说过一句话，大概是这样的："余医生给了病人前所未有的信任感和安全感，让我们有勇气挑战怀孕这个难题。"上天总是公平的，也许是前面几年受过太多苦，"圣旨"颁发后的第二个月，我就顺利怀孕了。

蝶友会微信群里有全国各地的蝶友，有余医生的病人，也有余医生的老师杨教授的病人，我们可能都没有见过面，但是在群里相互分享自己的遭遇、经历和遇到一个良医的幸运，我们相互抱团、相互帮助，获得了许多的正能量，明白自己不是一个人在战斗。曾经有人问余医生为什么取名"蝶友会"，我记得他是这样说的："除了因为狼疮病人特有的蝴蝶斑，还希望大家能够破茧成蝶重获新生。"我很感恩，与"狼"共舞的还能挑战怀孕这个难题。我也希望社会中能多些像杨教授、余医生这样的好医生，也希望病友们能遇到这样的好医生，实现生儿育女这件原来从来不敢想的事。

（蝶友佳佳供稿）

医生点评

这是一名狼疮肾炎病人，在得病之初，由于对疾病的不了解，她对疾病控制、对生儿育女这件事都是绝望的。随着对疾病认识的深入，她开始积极地接受正规治疗，以科学乐观的态度面对疾病，虽与"狼"共舞，终破茧成蝶。

于医者而言，疾病诊治是司空见惯、平淡无奇且理所当然的，所以其实对于病人这种莫名的恐惧和绝望，并不能真的感同身受。医疗圈非常经典的笑话：病人见到医生吃饭，问"医生原来你也要吃饭的啊？"；病人听到医生咳嗽，问"医生原来你也会生病的啊？"啼笑皆非的背后是深层次的换位思考不能的无奈。

于病人，我们只知道他们苦，却不知道他们苦的细节。跳出病人的身份，医生眼中对病人还有什么印象？这几年，笔者经营狼疮病友会（蝶友会），与他们"朝夕相处"，眼见了病人作为行业翘楚的细节，眼见了病人在工作中不懈的努力，眼见了病人因为疾病折磨无法集中精力工作而从重要岗位上被调离……亲见太多，感受也太深。

整个社会对狼疮的认知度极低，人们戴着有色眼镜看待狼疮病人，觉得狼疮是一种传染病，觉得狼疮病人活不过几年，觉得狼疮病人不能结婚生育，这样的误解使得狼疮病人得到的不是来自社会的关心，而是对此的非议。对于病人而言，除了要背负疾病给自己带来的伤痛之外，还要背负种种误解所带来的极大的心理压力。

高血压、糖尿病、冠心病都是慢性疾病，都是不可治愈的，但是得了这些疾病似乎大家并没有那么恐慌。其实，狼疮和高血压、糖尿病、冠心病等普通慢性病一样，都是不可治愈的，但只要规范治疗，大多数病人的病情可得到完全缓解。

随着对疾病研究的深入，我们不再认为得了狼疮，激素是必须终身服用的。

激素是狼疮治疗的重要药物，其重要作用不言而喻。几乎大部分的狼疮病人，发病之初的初始治疗方案中都包括了激素。但是，激素是一把双刃剑，在治疗疾病的同时，它所带来的不良反应和副作用也应该引起我们的重视。所以，我们提出在病情控制允许的情况下，尽量减少甚至停用激素，在密切监测病情情况下，实现激素"零用药"的目标。

过去认为系统性红斑狼疮病人怀孕是一件相对危险的事情。然而随着医学的发展，现在我们认为，在疾病得到控制的情况下，是可以安全妊娠的。2016 年，欧洲风湿病学会（EULAR）和英国风湿病学会（BSR）还专门就狼疮备孕、妊娠期、哺乳期管理发布了相关指南。但是现实却是，狼疮病人对此依旧恐慌，社会对此依旧有偏见，不少医生也依旧觉得狼疮妊娠是一件胆大妄为的事。

有蝶友希望我能撰文，让社会消除对狼疮的误解。笔者深知自己能力之有限，但也愿意为之发声，希望社会能消除对狼疮的误解，希望社会能关注少见病，理解少见病，狼疮虽少见，但社会的爱不该罕见！

其实，得了红斑狼疮，生活一样可以很精彩，就如下面笔者的这些可爱的狼疮病人（蝶友）。

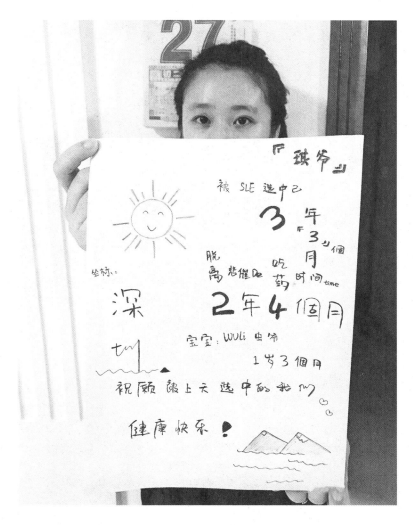

　　提供照片时，这位蝶友（琪爷）已停药2年4个月，宝宝顺利出生。据笔者所知。至本书出版之时，"虫爷"已经三岁多了，而"琪爷"也响应国家号召准备启动二胎计划了。

Hello！我是深圳蝶友Emma.
SLE 11年.现已实现零激素用药
7年.宝宝9个月22天哦！要相
信自己.好的心态很重要哦！

蝶友们我们一起加油吧！
^-^ 2017.5.26

　　这位蝶友（Emma）已实现激素"零用药"7年，宝宝顺利出生。出生后婴儿有皮肤型新生儿狼疮，查血抗核抗体（ANA）、SSA 阳性，儿科医生觉得有遗传了狼疮的风险，笔者会诊后说半年左右就没事了——8 个月时复查血清抗体全部转阴，宝宝目前健康可爱。

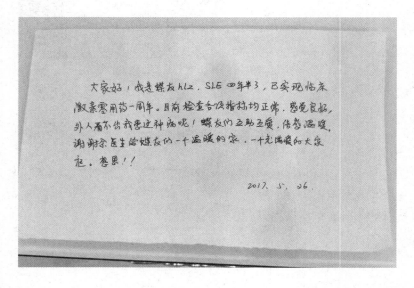

大家好！我是蝶友hlz，SLE 四年半了，已实现临床
激素零用药一周年。目前检查各项指标均正常，感觉良好，
外人看不出我患这种病呢！蝶友们互助互爱，传递温暖，
谢谢宗医生给蝶友们一个温暖的家，一个充满爱的大家
庭。感恩！！
2017. 5. 26.

　　这位蝶友（Cherry）已实现激素"零用药"1 周年，目前，每半年复查监测一次指标，非常正常。

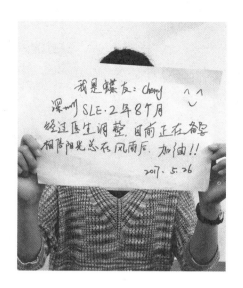

这位蝶友目前病情控制稳定，拍照时正在备孕，目前已顺利怀孕并接近足月。

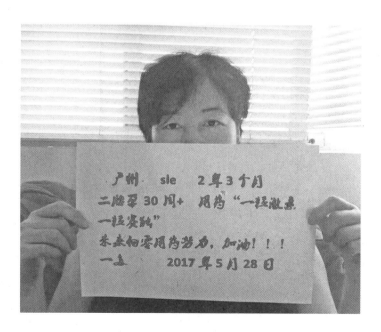

这位蝶友拍照时孕育二胎 30 周，目前已顺利生产健康男宝实现了儿女双全，仅使用一粒激素、一粒赛能（羟氯喹），未来应该可以实现激素"零用药"。

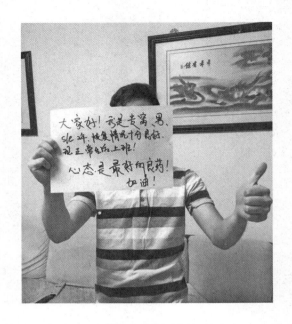

　　这位男性蝶友（麦窝），规律治疗病情控制良好，已实现激素"零用药"，心态良好，正常上班。

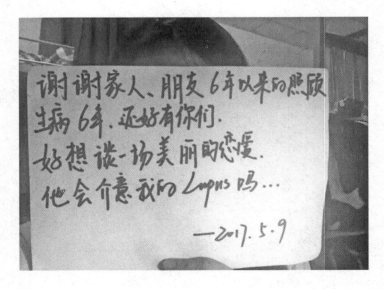

　　这位蝶友对未来的感情生活有点担心。前面举了这么多例子，我们还要歧视狼疮病人吗？

诊断检验篇
认识千奇百态的狼疮

我们常说，这个世界上没有完全相同的两片叶子。同样的，这个世界上没有两个完全一样的狼疮病人。狼疮是一种高度异质性的疾病，100个狼疮病人可以有100种不同的表现。如何揭开面纱，认识狼疮真实的模样？狼疮诊断检验篇带你认识千奇百态的狼疮。

从分类标准的变迁看千奇百态的狼疮

　　狼疮的英文是 lupus，来源于拉丁文。在拉丁文中，"lup－"这个词根表达的意思是狼（wolf）或者凶狠的（lupine）。

　　历史记载的最早描述狼疮的医生可能是希波克拉底（公元前460—公元前370年），他描述了一种痛苦的皮炎，从形容上颇似狼疮的皮疹。公元855年，一位主教患了一种形似被狼咬过的皮肤病，法国籍的基督教巡回大主教 Hebernus 第一次使用 lupus 描述了这种疾病。

　　所以，人类最早对狼疮的认识是一种皮肤病，形似"被狼咬过"的痕迹，常常出现在面部和鼻子周围的皮肤——分布在鼻翼两侧的红色皮疹形似蝴蝶，因此典型的狼疮皮疹也被称为蝶形红斑，或蝴蝶斑。

　　直到1895—1904年，威廉医生诊断了29例有红斑狼疮合并血液系统损害的病人，并将疾病命名为系统性红斑狼疮（SLE）。他指出，狼疮不仅是一种皮肤病，同时可以累及关节出现关节肿痛、发炎，并且可以累及血液系统，出现淋巴结肿大，是一种系统性的疾病，它甚至可以引起肾脏病变、肺部和心脏的受损。

　　随着医学的进步，人们对狼疮的认识也越来越全面。1971年，大家形成了一个共识，制定了第一个 SLE 的分类标准，该标准由美国风湿病学会（ACR）于1997年重新修订，是临床上应用最广泛的狼疮分类标准。

　　1997 ACR SLE 分类标准11项中，符合4项或4项以上者，在排除感染、肿瘤和其他结缔组织病后，可诊断 SLE。其诊断敏感性和特异性分别为95%和85%，应该说诊断准确性和诊断效能还是相当不错的。

1997 年 ACR SLE 分类标准

（1）颊部红斑	固定红斑，扁平或高起，在两颧突出部位
（2）盘状红斑	片状高起于皮肤的红斑，黏附有角质脱屑和毛囊栓；陈旧病变可发生萎缩性瘢痕
（3）光过敏	对日光有明显的反应，引起皮疹，从病史中得知或医生观察到
（4）口腔溃疡	经医生观察到的口腔或鼻咽部溃疡，一般为无痛性
（5）关节炎	非侵蚀性关节炎，累及 2 个或更多的外周关节，有压痛，肿胀或积液
（6）浆膜炎	胸膜炎或心包炎
（7）肾脏病变	尿蛋白 >0.5 g/24 h 或尿蛋白定量持续 ≥ "3 +"，或管型（红细胞、血红蛋白、颗粒或混合管型）
（8）神经病变	癫痫发作或精神病，除外药物或已知的代谢紊乱
（9）血液学疾病	溶血性贫血，或白细胞减少，或淋巴细胞减少，或血小板减少
（10）免疫学异常	抗 dsDNA 抗体阳性，或抗 Sm 抗体阳性，或抗磷脂抗体阳性（包括抗心磷脂抗体、狼疮抗凝物、至少持续 6 个月的梅毒血清学试验假阳性三者中具备 1 项阳性）
（11）抗核抗体（ANA）	在任何时候和未用药物诱发药物性狼疮的情况下，抗核抗体滴度异常

从 1997ACR 的分类标准里，我们已经可以看到狼疮的千奇百态了。单说皮肤病变，也可以是各不一样的，可以是颊部的红斑，也可以是其他部位的盘状红斑，可以伴或者不伴有光过敏的现象，甚至是一些不典型的形态不一的皮疹。不明原因的掉头发（脱发）也常常让女性病人十分苦恼。有些人可以有口腔或者鼻腔的无痛性溃疡。多发的关节炎也很常见，但是通常不会引起关节的破坏性病变。有些人会因胸闷、气促前来就诊，是因为合并了胸膜炎或者心包炎。大众听说得最多的就是狼疮肾炎了，常常以尿中泡沫增多、出现颜面部及双下肢的浮肿为表现。此外，还可以表现为癫痫或神经精神系统的症状，血液系统受累引起贫血、白细胞减少而易于感染、血小板下降而易于出血等千变万化的表现。抽血化验，可以发现血清免疫学的异常和多发的自身抗体，这对诊断非常有帮助。

　　1997 版本的分类标准在临床应用最为广泛，诊断特异性其实也不错，但是往往用于经典临床表现的狼疮病人的诊断，对于疾病早期者，无法及早诊断。为了提高诊断的敏感性，2012 年，国际狼疮协作组（SLICC）又制订了新的 SLE 分类标准，确诊条件包括：①肾脏病理证实为狼疮肾炎并伴 ANA 或抗 dsDNA 阳性；②临床及免疫指标中有 4 条以上符合（至少包含 1 项临床指标和 1 项免疫学指标）。诊断的敏感性和特异性分别为 94% 和 92%。

2012 年 SLICC SLE 分类标准

临床标准	免疫学标准
（1）急性或亚急性皮肤型狼疮	（1）ANA 阳性
（2）慢性皮肤型狼疮	（2）抗 dsDNA 阳性（ELISA 方法需 2 次阳性）
（3）口鼻部溃疡	（3）抗 Sm 抗体阳性
（4）脱发	（4）抗磷脂抗体阳性：狼疮抗凝物阳性，或梅毒血清学实验假阳性，或中高水平阳性的抗心磷脂抗体，或 β2 糖蛋白 I 阳性
（5）关节炎	（5）补体（C3、C4 或 CH50）降低
（6）浆膜炎：胸膜炎和心包炎	（6）直接抗人球蛋白实验（Coombs）阳性（无溶血性贫血）
（7）肾脏病变：24 h 尿蛋白 > 0.5 g 或有红细胞管型	
（8）神经病变：癫痫、精神病、多发性单神经炎、脊髓炎、外周或颅神经病变、急性精神混乱状态	
（9）溶血性贫血	
（10）至少 1 次白细胞减少（$< 4 \times 10^9$ L^{-1}）或淋巴细胞减少（$< 1 \times 10^9$ L^{-1}）	
（11）至少 1 次血小板减少（$< 100 \times 10^9$ L^{-1}）	

　　这一版分类标准进一步细分了狼疮皮肤病变的多样性，对实验室免疫学的指标也进行了细化，目的是为了更早期诊断狼疮。

　　越早开始治疗，能达到持续缓解并改善疾病预后的机会就越大，这一点是已经被证实并达成共识的。越晚开始治疗，需要的治疗力度越大，不论是疾病损伤还是药物损伤都更大，导致了不良的治疗结局。狼疮治疗的最佳时间窗是发病后 3 ～ 5 个月内，至少是肾脏累及 3 ～ 5 个月内，否则治疗缓解率下降、临床复发率和发展为终末期肾脏的机会增加。因此，在狼疮目标治疗中，早期诊断早期治疗是治疗关键点之一。

众所周知，2012 SLICC 版的 SLE 分类标准，旨在提高狼疮早期诊断率。5 年时间过去，文献报道，虽然 SLICC 标准在 3 年、5 年诊断上诊断率较 ACR 分类标准有所提高，但 1 年诊断率并无明显提升。

于是，2017 年 6 月，在西班牙马德里举行的欧洲抗风湿病联盟（EULAR）年会上，Martin Aringer 教授报道了 SLE 诊断的新分类标准，该分类标准由 EULAR 和美国风湿病学会（ACR）共同推出。2017 EULAR/ACR SLE 分类标准（草案）如下表。

2017 EULAR/ACR SLE 分类标准

入围标准	ANA 阳性史（Hep2 免疫荧光法≥1：80）	
临床领域及标准	定义	权重
全身状况		
发热	无其他原因可解释的发热 >38.3 ℃	2
皮肤病变		
口腔溃疡	不需要一定是医生观察到的	2
非瘢痕性脱发	不需要一定是医生观察到的	2
亚急性皮肤狼疮	环形或丘疹鳞屑性的皮疹（常分布在曝光部位）	4
急性皮肤狼疮	颊部红斑或斑丘疹，有或无光过敏	6
关节病变		
≥2 个关节滑膜炎或≥2 个关节压痛 + ≥30 分钟的晨僵	以关节肿胀和压痛为特征，如 X 线存在骨侵蚀或 CCP 抗体滴度超过 3 倍，则不计该项	6
神经系统病变		
谵妄	意识改变或唤醒水平下降，和症状发展时间数小时至 2 天内，和 1 天内症状起伏波动，和认知力急性或亚急性改变，或习惯、情绪改变	2
精神症状	无洞察力的妄想或幻觉，但没有精神错乱	3

续上表

入围标准	ANA 阳性史（Hep2 免疫荧光法≥1∶80）	
临床领域及标准	定义	权重
癫痫	癫痫大发作或部分/病灶性发作	5
浆膜炎		
胸腔积液或心包积液	需影像学证据支持，如超声、X 线、CT、MRI	5
急性心包炎	≥以下 2 项：①心包胸痛（锐痛，吸气时加重，前倾位减轻）；②心包摩擦音；③心电图广泛 ST 段抬高或 PR 段偏移；④影像学新发或加重的心包积液	6
血液系统损害		
白细胞减少	（$<4\times10^9\ L^{-1}$）	3
血小板减少	（$<100\times10^9\ L^{-1}$）	4
免疫性溶血	①存在溶血证据，网织红细胞升高，血红蛋白下降，间接胆红素升高，LDH 升高；以及②Coombs 试验阳性	4
肾脏病变		
蛋白尿 >0.5 g/24 h	收集的 24 小时尿液蛋白定量 >0.5 g 或尿蛋白肌酐比值提示 24 小时尿蛋白 >0.5 g	4
肾穿病理符合狼疮肾炎	Ⅱ 或 V 型狼疮肾炎	8
	Ⅲ 或 Ⅳ 型狼疮肾炎	10
分类判定标准	定义	权重
抗磷脂抗体方面	抗心磷脂抗体 IgG >40GPL 单位	2
	或抗 β2GP1IgG >40 单位	2
	或狼疮抗凝物阳性	2
补体方面		
	低 C3 或低 C4	3
	低 C3 和低 C4	4
高度特异抗体方面		
	dsDNA 阳性	6
	Sm 抗体阳性	6

续上表

分类判定标准	定义	权重

对于每条标准，均需要排除感染、恶性肿瘤、药物等原因；既往符合某标准可以计分；标准不必同时发生；至少符合 1 条临床标准；在每个方面，只取最高权重标准得分计入总分。

总分≥10 分可以分类诊断 SLE。

备注：2017 EULAR/ACR SLE 分类标准至截稿尚未正式发布，具体以日后正式发布版本为准。

不过，就如我们说 2017 年美国心脏病学会（AHA）指南修正了高血压新标准需要进一步临床检验，EULAR/ACR 版本的 SLE 新分类标准同样需要临床实践检验。新的分类标准是否能提高疾病早期诊断率，诊断敏感性是否更高，诊断特异性又如何，这些都需要未来更多临床实践数据验证。让我们拭目以待。

这里介绍了狼疮诊断的三套分类标准，可自行对照。分类标准较为复杂，并不要求完全掌握，能了解到关于狼疮千奇百态表现中的一些特点，在生活中遇到类似症状时知道向风湿免疫科医生求助，我们关于分类标准科普的目的就达到了。

临床中，我们也会遇到部分病人，他们具有符合狼疮的部分症状，但是仅符合分类标准中的一两条或两三条，对照以上三套分类标准，均无法达到狼疮的诊断条件，此时我们需要考虑潜伏性狼疮，即隐匿性狼疮的可能性。对于这部分病人，我们也会做未分化结缔组织病——狼疮倾向的诊断，常同时伴有淋巴结炎、发热、皮肤结节、免疫球蛋白升高、血沉增快、低补体血症等特点。许多病人伴有症状或体征或实验室检查异常多年，但始终未分化成为典型的狼疮，他们往往临床表现轻微，肾脏、中枢系统受累较少，预后较好。

狼疮病人需要做哪些检查

很多病人都有这种感觉，得了狼疮这辈子就离不开检验了：起病初始阶段每 1～2 周进行一次化验，哪怕是稳定期，也总是每 1～3 个月也要复查一次。医生开的化验单林林总总，却很少有读得懂的，恍如阅读"天书"，不知所以。下面，我们就带大家一起解读一下化验单这本"天书"。

【尿常规】

当狼疮病人有肾脏受累时，可出现血尿、蛋白尿、白细胞尿和管型尿，提示肾炎病情活动，这些情况都可以通过尿常规检验。蛋白尿结果怎么解读是狼疮病人比较关注的，我们将在下一节对其进行详细说明。

【血常规】

血常规大概是狼疮病人最头疼的检验之一了，一张报告单项目众多，无从看起。但是，血常规又是必不可少的检验项目，其中，白细胞计数的变化、溶血性贫血、血小板减少，都与狼疮的病情密切相关。医生看血常规结果时，也最关注这几项。

白细胞（WBC）又称白血球，WBC 升高，常见于细菌感染，但对于长期服用激素治疗的狼疮病人，也可能是激素导致的反应性升高。相比 WBC 升高，我们更害怕 WBC 下降，WBC 下降常提示狼疮病情活跃引起血液系统损害，当然，有时也可能是免疫抑制剂的不良反应所致。不管什么原因，WBC 下降明显时常预示着严重感染的风险，医生对这种情况是十分警惕的。

血红蛋白（HGB）又称血色素，判断是否有贫血就是看 HGB 是否下降。医生一般会结合红细胞平均容量（MCV）判断红细胞形态，狼疮病人常见的是小细胞贫血（MCV <80 fL）和正常细胞贫血（80～100 fL）。小细胞贫血，常见原因按发病率为缺铁性贫血 > 地中海贫血（地贫）> 慢性病性贫血，需回顾病史（地贫、经量、消化道症状、病史及排便习惯改变、慢性病史），针对病史进行检查确定，狼疮病人合并缺铁性贫血或疾病长期控制不理想导致慢性病性贫血是比较常见的。如为正常细胞贫血，在狼疮病人中需警惕是否合并溶血，溶血性贫血是因为免疫活跃导致红细胞被破坏所致，常常伴有黄疸的症状，血清胆红素升高等；长期口服激素及非甾体类抗炎药（NSAIDs）的病人，正常细胞贫血也需要警惕消化道出血。

血小板（PLT），狼疮常见的是自身免疫性血小板减少，如出现 PLT 下降，则易于出血。

如果同时出现 WBC、HGB、PLT 下降，即我们常说的"三系"减少，则应警惕是否存在严重病情活动或药物所致骨髓抑制的情况。

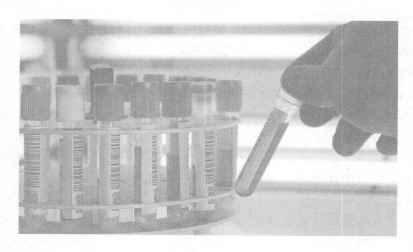

【生化检验】

在肾功能检验中，医生最关注的是肌酐（Cr），如出现 Cr 明显上升，往往已有较明显的肾功能损害。

肝功能检验，门冬氨酸氨基转移酶 AST（GOT）/丙氨酸氨基转移酶 ALT（GPT）升高提示肝细胞损伤。胆红素升高则提示胆道损伤。若胆红素过高，则需要警惕存在溶血。此外，很多人会疑惑肝功能检验项目中为何还常包括白蛋白，白蛋白除了可以用以协助判断尿中蛋白漏出情况，还因其是经肝脏合成的，故也是肝合成功能的判断指标。

出现肝肾功能损害需考虑两方面因素，即狼疮病情活动以及药物不良反应，需要医生结合临床实际情况进行判断。

电解质检验，主要是血钾和血钠，狼疮病人常服激素，易引起低钾、高钠，如出现肾损害严重可引起严重高钾血症甚至威胁生命。因此，医生也会监测电解质的情况。

【炎性指标】

血沉（ESR）和 C 反应蛋白（CRP）可反应机体炎症情况，如炎性指标上升，提示狼疮疾病活动或感染，需要在二者中进行鉴别。

【免疫学检查】

狼疮病情活动可活化补体而使补体被消耗，因此，补体下降时要小心病情活动。单个补体成分 C3、C4 和血清总补体活性 CH50 在疾病活动期均可降低。

许多狼疮病人伴有高球蛋白血症，血清 IgG 水平在疾病活动时升高。

【自身抗体】

自身抗体检测较为复杂，有时临床医生也常分辨不清各个抗体背后代表的意义，我们将在后文单独说明。

【肾脏病理】

对于存在狼疮肾炎的病人，医生会建议行肾脏穿刺病理活检，病理的分型对指导临床治疗方案的制订有较大意义。

需要指出的是，狼疮肾炎的病理分型并不是像许多患者理解的是由Ⅰ型向Ⅵ型逐级发展的。实际上，狼疮肾炎病理分型是基于活检肾组织镜下的表现不同做出的分类，Ⅰ至Ⅴ型是不同表型，对治疗药物反应也各不相同，因此方案也不尽相同。Ⅰ至Ⅴ型发展到严重阶段后就变成了Ⅵ型，Ⅵ型可以理解为终末期肾病了。

尿蛋白结果你会看吗

狼疮病人，尤其是狼疮肾炎病人，经常需要进行尿蛋白检测，包括尿常规的尿蛋白定性和 24 小时尿蛋白定量。不少病人有疑问，尿常规的尿蛋白定性和 24 小时尿蛋白定量结果怎么读，几个"＋"号和定量结果有没有对应的关系？

关于这个问题，诊断教科书上是这样写的：定性尿蛋白 ±（弱阳性）～1＋定量为 0.2～1.0 g/24 h；1＋～2＋常为 1～2 g/24 h；3＋～4＋常 >3 g/24 h。

对于诊断教科书上的这种说法，笔者却不太认同。尿常规中的定量尿蛋白对应的应当是尿液浓度，如何可以与 24 h 尿蛋白定量等同？

结合笔者临床经验及文献资料，尿蛋白定性与尿蛋白浓度的对应关系简单概括如下：

尿蛋白定性 ± 相当于尿蛋白浓度 0.15～0.3 g/L；

尿蛋白定性 1＋ 相当于尿蛋白浓度 0.3～1.0 g/L；

尿蛋白定性 2＋ 相当于尿蛋白浓度 1.0～3.0 g/L；

尿蛋白定性 3＋ 相当于尿蛋白浓度 3.0～4.0 g/L；

尿蛋白定性 4＋ 相当于尿蛋白浓度 >4.0 g/L。

有时候会存在单次尿常规尿蛋白与 24 小时尿蛋白检测结果不一致的情况，有时是因为 24 小时尿蛋白留样方法不正确。24 小时尿蛋白顾名思义，就是要留取 24 小时尿液，一般收集第一天早上 7 点至第二天 7 点的尿液，具体方法如下：

（1）留尿之日早晨 7 点主动排尿，这次尿是 7 点之前产生的，应弃之不留。

（2）7 点以后至次日 7 点，每次的排尿量，都应全部保留在留样容器中。

（3）第二天早上 7 点也应主动排尿，此次尿是 7 点之前产生的，应全部留下。

（4）将收集的 24 小时尿液搅匀，记总量。注意，必须搅匀！很多人 24 小时尿蛋白定量检验不准，就是因为这个关键步骤没有做对。

（5）将混匀的尿液取出 10 mL，尽量在 1 小时内送化验室检测其浓度，乘以 24 小时尿液的总量即为 24 小时尿蛋白定量的结果。

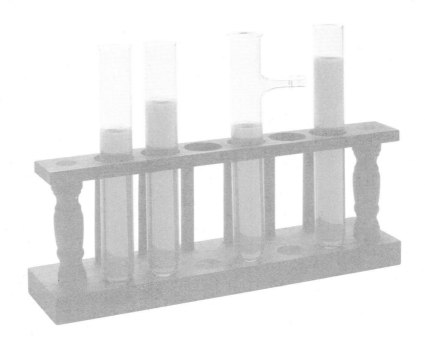

自身免疫抗体的秘密

病人看自身免疫抗体就像阅读"天书",不得其法。下面,就跟大家一起谈谈这"天书"里的秘密。

【抗核抗体 ANA】

ANA 泛指各种细胞核成分的抗体,是与自身组织细胞的细胞核发生反应的自身抗体的总称。

ANA 阳性是诊断系统性红斑狼疮的条件之一,因此,临床中对怀疑狼疮病人,ANA 常被用作初筛指标。但是,ANA 并不具备特异性,除狼疮外,还可见于干燥综合征、多发性肌炎/皮肌炎、系统性硬化症等多种系统性自身免疫疾病。自身免疫疾病外,健康人群,尤其老年人,或者自身免疫疾病病人的家属,也可出现 ANA 的阳性,健康人群阳性率为 5%。因此,并不是所有 ANA 阳性者都患了狼疮,一定要结合临床表现才能做出自身免疫疾病的诊断。此外,需要指出的是,ANA 与狼疮疾病活动性并无平行关系,因此,在病情监测时,无须频繁复查 ANA。

【抗双链 DNA(抗 dsDNA)】

抗 dsDNA 在 SLE 的诊断中有较高的特异性,且与疾病活动程度相关。dsDNA 阳性病人较 dsDNA 阴性病人肾损害发生率更高,是狼疮肾炎的相关性指标。目前,临床常用的检验采取的是 ELISA 方法,在 SLE 病人的诊断阳性率为 70%～80%,特异性约为 70%。

【抗组蛋白抗体】

抗组蛋白抗体是狼疮相关抗体,也可在其他自身免疫疾病中出现,在药物性狼疮病人中阳性率很高(包括抗结核药物、麻醉药物、精神病药物、甲亢治疗药物、某些降压药物等,均可能诱发药物性狼疮)。

【抗 Sm 抗体】

抗 Sm 抗体因 1966 年首次在名为 Smith 的狼疮病人身上发现而被命名。

抗 Sm 抗体在 SLE 中阳性率仅为 20%～40%，但特异性较高，达 92.2%。抗 Sm 抗体为诊断特异性指标，不论是否活动期，抗 Sm 均可呈阳性，因此，抗 Sm 抗体为 SLE 的标志性抗体。但其与疾病活动性并无平行关系，即抗 Sm 抗体阳性，很大可能是狼疮，但抗 Sm 抗体阴性，并不能排除没有狼疮，抗 Sm 抗体是否阳性对判断是否病情活动无意义。

【抗 U1RNP 抗体】

抗 U1RNP 抗体是混合型结缔组织病的特异性抗体，但在狼疮病人中，该抗体常与 Sm 抗体一起出现。

【抗 SSA/Ro 与抗 SSB/La 抗体】

抗 SSA/Ro 抗体与抗 SSB/La 抗体主要见于原发性干燥综合征，但也可在狼疮病人合并或未合并继发性干燥综合征时出现阳性情况。抗 SSA/Ro 与抗 SSB/La 抗体在妊娠期经胎盘转移，可造成新生儿狼疮及先天性房室传导阻滞。此部分内容将在后文详细介绍。

【抗核小体抗体】

抗核小体抗体也是狼疮的特异性抗体，比 dsDNA、抗组蛋白抗体更早出现，也是狼疮肾炎的标志性抗体。

【抗 RNP 抗体】

抗 RNP 抗体常在 SLE 活动期存在，且与神经精神狼疮相关。

【抗磷脂抗体】

抗磷脂抗体（APL）与狼疮及抗磷脂综合征（APS）相关。目前可检测的包括抗心磷脂抗体（ACL）、抗 β2 糖蛋白 1（β2GP1）抗体和狼疮抗凝物（LA）。这一组抗体阳性与妊娠期异常妊娠密切相关，后文将进一步重点介绍。

判断狼疮病情活动的指标有哪些

　　前面我们介绍了狼疮临床常做的检验以及一些自身抗体的知识，但是很多病人还是会比较困惑，那么多的检验项目，究竟哪一些跟狼疮病情活动评估密切相关呢？

　　其实，临床上，医生需要结合病人的临床表现、实验室和影像学检查等综合评估病人的病情，而并非仅看一两个指标来判断。

　　有许多指标的变化能反映狼疮活动，如新发皮疹、活动性精神–神经病变、蛋白尿出现或增加、血沉增快等。低白蛋白血症、高球蛋白血症（IgG 升高）、抗 dsDNA 抗体升高，补体 C3、C4、CH50 水平下降，也与病情活动高度相关。

　　对于狼疮肾炎病人，还需要监测尿沉渣、尿蛋白定量以及肾功能。

　　对于狼疮血液系统损害的病人，血常规里的血色素 HGB、血小板 PLT、白细胞计数 WBC 对病情活动判断也非常重要。

　　ANA 随病情变化可改变或不变，抗 Sm 抗体、抗 SSA 抗体、抗 SSB 抗体及抗 RNP 抗体一般不随疾病的缓解而改变，对于疾病活动监测无实质性意义。

　　对于大部分病人，经治疗病情缓解后，抗 dsDNA 抗体效价可降至正常，补体可升至正常。因此，抗 dsDNA 抗体及补体水平是判断狼疮病情活动的主要实验室指标。但也有部分病人长期抗 dsDNA 效价及补体无法完全恢复正常，但临床症状及其他指标完全正常，对于这部分病人，应动态评估，而不把 dsDNA 阴性及补体正常作为病情控制缓解的硬性指标。

治疗篇
天平的两端

狼疮属于高度异质性的疾病，每个病人的临床表现有差异，病情、受累脏器不同，治疗方案也不尽相同。狼疮的治疗用药主要是激素和免疫抑制剂，这些药物都是双刃剑，在治病的同时会带来不良反应和副作用。

　　在狼疮治疗上，考验的是医生对药物的精准把控，时刻要平衡好病情活跃与免疫过度抑制，如同小心翼翼地拨动天平。

一、治疗的理念

红斑狼疮，治疗有效还不够

出高价仍买不来治疗方案

红斑狼疮用了激素后，多数会"有效"。然而，狼疮的治疗，不能仅仅满足于此，而应在用药安全的前提下，追求更佳疗效，让疾病缓解后不易复发。

曾经有人出高价，向笔者购买红斑狼疮的治疗方案，然而，笔者笑言没有办法赚到这笔钱。

也曾经有病人提出，家里距离医院路途遥远，回来挂号和就诊很困难，要求给个方案，免得来回折腾。但还是满足不了病人的要求。

为什么我不肯给病人一个治疗方案？并不是我保守，也不是我有"祖传秘方"秘不外宣，而是因为每一个狼疮病人都有其特殊性，无法用一个治疗方案涵盖。

狼疮的治疗，没有一个最标准的治疗方法，而是要根据病人的病情，进行个体化治疗。根据疾病的轻重缓急，病人的体质状况，以及其对药物的敏感性和耐受性不同，选择不同的方案。而且，在随访的过程中，需根据病人的治疗反应，评估和调整治疗方案。

病人初次看门诊时，我们一般只开一两周的药，不会多开。因为我们要观察病人一两周内对药物的反应，有无不良反应，再根据化验结果，调整最适合病人的药物组合和剂量。我们建议病人开始时应 1～2 周看一次门诊，连续 2～3 次，往后看病间隔才可适当延长。所以病人复诊时必须带上过往的门诊病历，曾经住院的病人必须带上出院小结，这样，医生才能根据病人的具体情况制订最恰当的用药方案。狼疮病人住院期间，除了诱导治疗外，另一个重要的目的就是观察病人对药物的敏感性和耐受性，为出院后漫长的门诊治疗打下基础。

激素有用，但不能过分依赖

很多病人很排斥用激素，特别是一些年轻女孩。她们担心，长期使用激素，会变胖变丑，会导致骨质疏松、股骨头坏死。

激素是治疗狼疮的基础药物，但激素的主要作用是抗炎，缓解急性期的炎症。因此，激素的剂量要根据炎症反应的激烈程度而定。炎症反应激烈者，立足于激素为主；增殖性病变、纤维化性病变为主者，立足于免疫抑制剂为主。根据这个思路，个体化确定具体病人的激素剂量。

在狼疮治疗中，激素只是抗炎药，免疫抑制剂才是缓解病情药。因此，狼疮的治疗不能过分依靠激素，而应该立足于免疫抑制剂。

治疗，仅仅有效还不够

即使是很严重的狼疮，用了激素，也有一部分病人会获得疗效，甚至有部分病人能够达到完全缓解。如果加了免疫抑制剂，完全缓解的概率会更高。没有用免疫抑制剂的病人，减药过程中复发率较高。用了免疫抑制剂后，病情会较为稳定，不容易波动。

所以，治疗狼疮不能只满足于有效，而应该在用药安全的前提下，追求更佳的疗效——让疾病缓解后不容易复发，不容易波动。

笔者认为，治疗狼疮要建立一个目标治疗的理念，治疗的目标就是疾病完全缓解。有些病情很顽固，无论怎样调整用药，都很难达到完全缓解，那我们就尽可能将疾病控制在低度活动，让其不要出现脏器的损害，不要危及病人的生命。

要达到完全缓解这个目标，就要进行诱导治疗（也叫达标治疗），采用最安全、最有效、最便宜的方法，使疾病朝着治疗目标逐渐好转。用最低剂量的药物（甚至低至"零用药"），让疾病保持在目标状态，不再发展。

医生要求狼疮病人定期复诊和终身随访，这是因为危重的狼疮病人需要随时评估、随时调整治疗方案。重症的狼疮病人需要在短时间内复查各项临床和实验室指标。出院初期和门诊初始治疗的病人，一开始通常需要每一两周复诊评估一次，以后每月复诊评估一次。病情控制在低活动度后，每3个月复诊评估一次。病情缓解后，可以每3～6个月复诊评估一次。

从治疗发展史，谈狼疮个体化治疗

20 世纪 30 年代："无药可医，谈'狼'色变"

系统性红斑狼疮（SLE）是一类高度异质性疾病，每个病人的表现都不一样，轻者只是皮肤关节的病变，重者会有血液系统损害、内脏损害，甚至会累及中枢神经系统，出现神经精神狼疮。

中国大概有多少狼疮病人？据文献报道，西方狼疮的人群患病率为 40～200 人/10 万人，中国发病率略高，而且国内学者普遍认为中国狼疮的发病率是被低估的，推测的数据是中国有狼疮病人 100 万～200 万人。

纵观 SLE 治疗发展史，20 世纪 30 年代基本处于"无药可医，谈'狼'色变"的时期，人类在未知的疾病面前显得十分渺小，5 年生存率仅为 30%，此时的狼疮预后几乎等同癌症，也被称为"不治之症"。

患病率：40～200人/10万人
生存率：

30年代：5年生存率30%，
　　　　无药可医，谈狼色变

Ⓐ

Ⓑ
50年代：5年生存率50%，
激素应用于SLE治疗

80年代：5年生存率90%，
CTX治疗NIH方案应用

Ⓒ

Ⓓ
现在：15年生存率80%，
10年生存率90%，
循证医学证据的应用

狼疮治疗发展史

20 世纪 50 年代：激素广泛应用

50 年代起，糖皮质激素逐渐被应用于狼疮的治疗，5 年生存率也相应提高到了 50%。激素是治疗 SLE 的基础药物，但激素的作用主要是抗炎，缓解急性期的炎症，因此，激素的剂量要根据炎症反应的激烈程度而定。炎症反应激烈者，立足于激素为主。增殖性病变、纤维化性病变为主者，立足于免疫抑制剂。然而在 50 年代，大家对这些还不了解，激素的广泛长期大量应用虽使很多病人原发病病情得到控制，但是不少病人却死于激素的副作用。随着对激素应用经验的增加及循证医学证据的指引，现在强调激素治疗的个体化，根据病人的不同活动程度（根据狼疮病情 SLE – DAI 评分）及严重程度选择不同剂量的激素。

SLE – DAI 评分是临床及研究常用的狼疮疾病活动评分，医生会根据狼疮病人的临床表现和实验室检查结果计算得出病人的 SLE – DAI 评分。一般认为 SLE – DAI 评分 0～4 分为基本无活动或处于低疾病活动状态，这是临床中比较理想的状态；5～9 分为轻度活动；10 分以上则考虑存在中重度疾病活动，应考虑积极调整治疗方案。

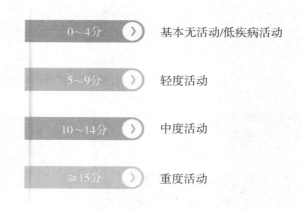

SLE – DAI 评分

急性的危及生命的重症 SLE 称为狼疮危象，包括急进性狼疮性肾炎、严重的中枢神经系统损害、严重的溶血性贫血、严重的血小板减少性紫癜、粒细胞缺乏症、严重心脏损害、严重狼疮性肺炎/肺泡出血、严重狼疮性肝炎及严重的血管炎等，是临床中需要积极抢救的疾病情况。

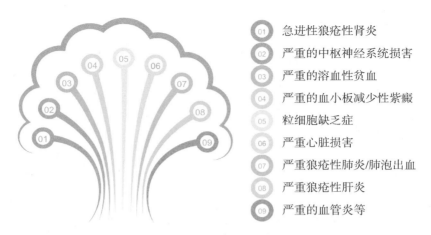

01 急进性狼疮性肾炎
02 严重的中枢神经系统损害
03 严重的溶血性贫血
04 严重的血小板减少性紫癜
05 粒细胞缺乏症
06 严重心脏损害
07 严重狼疮性肺炎/肺泡出血
08 严重狼疮性肝炎
09 严重的血管炎等

狼疮危象：危及生命的急重症

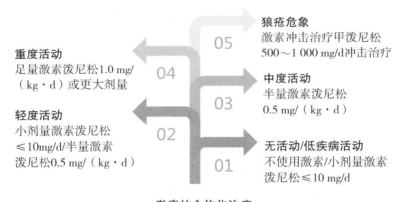

狼疮危象
激素冲击治疗甲泼尼松
500～1 000 mg/d冲击治疗

重度活动
足量激素泼尼松1.0 mg/
（kg·d）或更大剂量

中度活动
半量激素泼尼松
0.5 mg/（kg·d）

轻度活动
小剂量激素泼尼松
≤10mg/d/半量激素
泼尼松0.5 mg/（kg·d）

无活动/低疾病活动
不使用激素/小剂量激素
泼尼松≤10 mg/d

激素的个体化治疗

　　根据 SLE 病人的活动性和病情轻重程度评估是制订治疗方案的先决条件，也直接决定了激素的个体化治疗剂量。对于无疾病活动或处于低疾病活动的病人，可以考虑不使用激素或仅使用小剂量激素。对于轻度活动的病人，可以考虑使用小剂量激素，最多使用中等剂量（半量）激素，即泼尼松 0.5 mg/（kg·d）。对于中度活动的病人，考虑使用半量激素。重度活动的病人需积极使用足量激素，即泼尼松 1.0 mg/（kg·d），甚至更大剂量的激素。对于存在狼疮危象的病人，为积极抢救生命，应给予冲击剂量的激素，即甲泼尼龙 500～1000 mg/d 冲击治疗。

20 世纪 80 年代中期：NIH 里程碑

1986 年，美国国家卫生研究所（NIH）开始提出 NIH 方案，而此方案一直到 1990 年代初才在中国应用起来。NIH 方案的应用，使狼疮 5 年生存率提高到了 90%，这是一个里程碑式的进步。

静脉滴注环磷酰胺（IV-CTX）至今仍是治疗重症红斑狼疮的最有效的药物。美国 NIH 推荐 1 000 mg 每月 1 次，欧洲 EULAR 推荐 400 ～ 600 mg 每 2 周一次，使用 6 次后进入缓解期维持治疗。

IV-CTX 方案使很多重症狼疮病人病情得到有效控制。然而，NIH 方案及 EULAR 方案存在的问题是人为地将疾病进行分期，即 IV-CTX 治疗 6 次之前为诱导期，6 次之后进入维持期。正如前面所说，SLE 是高度异质性疾病，6 次的 IV-CTX 治疗对部分病人是合适的；但对于部分很重的病人，可能进行 6 次治疗后并未完全缓解，此时就人为地进入维持治疗，病情未必可以得到有效的控制；对于部分病情相对没那么重、对药物也比较敏感的病人，可能并不需要进行 6 次 IV-CTX 治疗病情即已缓解，此时是否还需进行 6 次 IV-CTX 治疗才可进入维持治疗也值得商榷。对于危重的病人，国内也会酌情加大 IV-CTX 治疗力度至 400 ～ 600 mg 每周 1 次的方案。实际上，IV-CTX 的应用剂量频次，这些方案间的选择必须根据病情严重程度、个体耐受程度、感染风险度等因素，根据个体情况充分权衡利弊而确定。

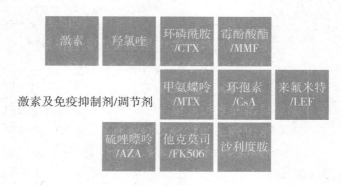

SLE 治疗常用药物

SLE 达标治疗

随着风湿免疫学科的发展和循证医学证据的应用，现在 SLE 的 10 年生存率已提高到了 90%，15 年生存率高达 80%。我们有越来越多的药物可以应用于 SLE。此时，治疗狼疮不能只满足于有效，而应该在用药安全的前提下，追求更佳的疗效——让疾病缓解后不容易复发，不容易波动。于是，近年提出了 SLE 达标治疗策略（T2T/SLE）并强调个体化治疗的理念。

在奥运赛事的赛场上，竞赛的目标就是争分夺秒到达终点。同样的，内科治疗就是与时间赛跑，通过对大量病人预后情况的数据分析，来了解如何针对性治疗，如何有效阻止病情的进展，并提前预估病情可能导致的不良预后。

尽管关于狼疮达标治疗的理念已逐渐深入人心，但是不论医生还是病人，都常常会想，狼疮治疗要达到的目标是什么？

达标治疗即制订一个可以改善疾病结局的目标，以达到此目标制订临床策略。那么，系统性红斑狼疮（SLE）的治疗目标是什么呢？

狼疮的治疗目标

经过这么多年的研究讨论，最近，我们终于有了相对清晰的治疗目标，即完全缓解/临床缓解。

狼疮治疗目标，分为三个层次：

（1）最高目标是完全缓解（complete remission），但是，临床上要做到完全缓解，对于大部分病人是存在困难的。研究表明，仅有 2% 的病人能持续达到完全缓解状态超过 5 年。

（2）如果未能做到完全缓解，那么我们目标放低一点，要求零激素临床缓解（corticosteroid-free clinical remission）。

（3）如果要实现零激素临床缓解也存在困难，那么我们的目标调整为零激素或小剂量激素低疾病活动状态（low disease activity without or with low dose corticosteroids）。

狼疮缓解的定义

完全缓解即临床 – 血清学缓解，包括以下三点：

（1）临床无症状体征，没有免疫炎症引起的尿检和血液学异常。

（2）无血清学异常或血清学异常不显著。

（3）未使用药物治疗或仅使用抗疟药（临床常用的是羟氯喹）治疗。

临床缓解又称临床完全缓解，包括以下两点：

（1）临床无症状体征，没有免疫炎症引起的尿检和血液学异常。

（2）未使用激素治疗。

只要达到以上两点，即使病人仍在进行抗疟药及免疫抑制剂治疗，仍属于临床缓解。

如果病人在接受小剂量激素治疗的情况下，临床无症状体征，没有免疫炎症引起的尿检和血液学异常，又称为临床部分缓解。关于狼疮缓解中小剂量激素的定义，即≤5 mg 每天等量泼尼松剂量的激素（不同文献在≤7.5 mg 与 5 mg 有所区别）。

达标治疗策略

（1）早期治疗和治疗时间窗的把握。

越早开始治疗，能达到持续缓解并改善疾病预后的机会就越大，这一点是已经被证实并达成共识的。越晚开始治疗，需要的治疗的力度越大，不论是疾病损伤还是药物损伤都更大，会导致不良的治疗结局。狼疮治疗的最佳时间窗是发病以后 3～5 个月内，至少是肾脏累及 3～5 个月内，否则治疗缓解率下降、临床复发率和发展为终末期肾脏的机会增加。

（2）早期诊断有助于早期治疗。

数据表明，狼疮从发病到诊断的平均时间是 9 个月，这导致病人错过了最佳的治疗时间窗而无法获得早期治疗。

国际狼疮协作组（SLICC）制定了新的分类标准，以期实现早期诊断，事实上研究表明，新的分类标准相比原来的美国风湿协会（ACR）分类标准，并不能更早地诊断狼疮。

我们也寄望于狼疮标志物，然而狼疮并没有单一特异且敏感性高的标志物，需要把所有的免疫学指标放在一起才可以做出诊断，给临床早期诊断带来了相当大的困难。

临床实践证明，病人首诊的医生对狼疮诊治是否有经验，是否对于零散的临床症状和指标有狼疮诊断的警觉性，成为限制狼疮早期诊断的主要因素。

（3）倡导狼疮治疗的激素"零用药"。

激素是狼疮治疗的重要药物，其重要作用不言而喻。几乎大部分的狼疮病人，发病之初的初始治疗方案中都包括了糖皮质激素。虽然激素有副作用，但是，在病情需要使用激素的时候，我们不能因惧怕其副作用和不良反应而抗拒用药。

与此同时，我们又强调激素是一把双刃剑。临床研究表明，激素在治疗疾病的同时带来的不良反应和副作用不容忽视，甚至激素是影响狼疮病人长期预后和生存率的主要因素之一。即使是小剂量激素长期应用，也可以引起狼疮病人的累积损伤。因此，在临床和血清学指标均控制理想的情况下，应尽可能地减停激素。

当然，不可否认，激素停用与病情复发风险并存。因此，我们倡导激素"零用药"，而不是停药。哪怕激素用药已经减到零，我们仍然反复强调要定期监测病情，在激素"零用药"的情况下，密切监测定期随诊，是避免病情突然复发的唯一手段，一旦复发，也可以及时控制病情。

狼疮病人临床上的"灰色地带"是指病人临床症状体征控制理想，也没有免疫炎症引起的尿检和血液学异常，但是血清学指标未能达到完全正常，这种情况下，激素如何减停似乎也没有明确的临床指南给予指引。

事实上，临床研究表明，对于处于"灰色地带"的狼疮病人，小剂量激素用与不用，对于疾病复发率和疾病进程的影响并无差异。与其留着小剂量激素迟迟不敢/不肯停药，不如停用激素后严密地监测。对于激素"零用药"的病人，每3个月监测一次病情是必要的。

我们不能因为惧怕病情复发，就一直给病人激素维持治疗，而不减停药物。即使将来有可能病情复发，我们也宁愿等病情真正复发了，再加用激素治疗。事实上，大部分的病人经治疗后病情稳定，激素"零用药"后，如果继续跟着医生随访，很少出现病情的严重复发。

另外，在维持治疗中，激素并非不可替代。我们还可以选择抗疟药、免疫抑制剂等，这些，都让激素"零用药"成为可能。

（4）减停药物需合理。

我们强调了减停药物的重要性，但是也需要强调减停药物必须合理，只有在病情控制持续稳定的情况下，才可逐渐药物减量乃至停用。

狼疮达标治疗的正反面
达标治疗提出至今已数年，有支持者，自然也有反对者。

支持者认为：确定预设的目标有利于制订最优的治疗策略，从而提高疾病生存率，改善预后。制订有效的目标可以帮助有经验及经验相对不那么丰富的医生更好地管理狼疮，明确并且制订临床可获得性的目标，有利于提高病人的依从性。

反对者则认为：基于狼疮疾病的异质性，要提出一个明确的治疗目标非常困难。不同阶段不同疾病损伤的狼疮病人，治疗目标千差万别。治疗目标如果制订不恰当，容易使病人处于过度治疗或治疗不足的风险。狼疮的临床目标和生物学目标常常是不能达到一致的。

一个新的治疗理念从提出到成熟，是需要时间验证的。实践是检验真理的唯一标准。不论如何，在个体化治疗和达标治疗的追求上，我们一直在路上，时间会告诉我们正确的答案。

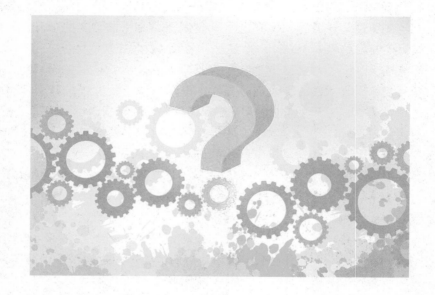

狼疮的诱导与维持治疗及"零用药"的可能性

近十几年来，狼疮的治疗逐渐形成了诱导与维持治疗的理念。其他系统损害为主的风湿免疫病，如系统性血管炎、皮肌炎等，也从这个治疗理念中得到启发。然而，在具体的临床用药决策时，仍然存在许多问题。例如，诱导缓解有没有统一的或公认的最佳方案？诱导缓解到什么时候转入维持治疗？另一个富有争议性的问题就是，SLE 缓解之后能否停激素，能否停药，或者停药的指征是什么？

诱导治疗没有最佳方案

狼疮可谓是人类疾病谱中异质性最高的一类疾病。轻者可以是亚临床状态，甚至不需要用药，只需随访观察；重者可以呈急进性，甚至还未来得及确诊就危及生命。因此，任何一个诊治指南、诊疗常规、临床路径，或者具有循证医学意义的外部证据，均不能够成为指导狼疮治疗的教条。临床治疗 SLE 是一门艺术，需要强调以循证医学为基础的个体化治疗。

狼疮的诱导治疗没有最佳方案，也没有对与错之分。只要使用了激素、慢作用药（如羟氯喹、沙利度胺等）、非细胞毒或细胞毒免疫抑制剂，均有可能获得病情改善的效果。即使是狼疮肾炎 IV 型的病人，只用激素不用免疫抑制剂，也有许多病人获得有效的结果，包括症状的改善、补体回升、蛋白尿下降等，也有部分可以达到完全缓解的境地。但如果加用免疫抑制剂，完全缓解的概率会明显提高，激素减量会更加顺利，病程中复发或病情波动的概率会更低。狼疮的治疗，不能够只满足于有效，而应该在用药安全的前提下，追求更佳的疗效。不但要追求完全缓解，而且要使疾病缓解后不容易复发。

激素是治疗狼疮的基础药物，狼疮的诱导治疗方案均需要以激素为基础。但激素的作用主要是控制活动性炎症。在诱导治疗阶段，激素的用法、剂量和减药的速度，主要是根据疾病的活动度和炎症反应的程度而确定。

在免疫抑制剂方面，静脉注射环磷酰胺（IV-CTX）治疗狼疮肾炎的美国 NIH 方案（1.0 g，每月 1 次，连续 6 次后进入维持治疗阶段）和欧洲方案（0.5 g，每 2 周 1 次，连续 6 次后进入维持治疗阶段），未必完全适合中国病人。这或许是由于人种的关系，SLE 在亚裔民族病情常比较重，而在高加索人比较轻。因此，笔者治疗重症 SLE 较常使用的 IV-CTX 方案是剂量 0.4～0.6 g，每周 1 次。

就单个药而言，IV-CTX 是目前 SLE 诱导治疗作用最强的药物。剂量密度、疗效和风险三者有密切的关系。临床上只有重症的狼疮需要选用 IV-CTX诱导治疗，更多的病人虽然有系统损害，但未必需要选用 IV-CTX，可能选用次强的方案更合适，以减低药物的毒副作用。

吗替麦考酚酯（MMF）在疗效方面接近于 IV-CTX 的美国 NIH 方案，但不及 IV-CTX 每周 1 次的方案，MMF 的优势在于没有明显的性腺毒性。作为诱导治疗，吗替麦考酚酯的起始剂量以 2.0 g/d 为宜，然后再根据疗效和耐受性，适当调整剂量。对于没有严重实质性脏器损害的 SLE，笔者更主张运用注射甲氨蝶呤（MTX），而不要单用激素。如果 MTX 作用不够强，可以与环孢素 A（CsA）或他克莫司（FK506）联合使用。环孢素 A 和他克莫司均是治疗狼疮作用较强的药物，其主要缺点是停药后常出现短期内复发或病情反复，笔者的经验是与 MTX 联合使用，在病情稳定后先撤减 CsA 或 FK506，这样可以保证其顺利撤药。

诱导与维持之间没有明确的界限

狼疮的诱导与维持治疗之间没有一个明确的界限。因为狼疮治疗后，病情是从高度活动到逐渐改善，最后到完全缓解，这中间的过程是渐进的，没有一个分界线。这一点不同于血液系统肿瘤治疗后的转归，后者在诱导治疗后有部分缓解和完全缓解的标准，所以治疗也分为明确的两个阶段：诱导缓解和维持巩固治疗。20 世纪 80 年代，美国 NIH 制订了狼疮肾炎的 IV-CTX 冲击疗法，先给予每月 1 次诱导治疗 6 个月，然后每 3 个月 1 次维持治疗 3 年，其指导思想是效仿血液系统肿瘤的化疗。

我们需要重新思考 IV-CTX 冲击疗法。虽然自身免疫病与血液系统肿瘤有许多相似之处，但自身免疫病毕竟不是血液系统肿瘤。按照肿瘤化疗的方法，冲击治疗几个疗程后转入维持巩固治疗的方法未必合适。笔者认为，重症狼疮和血管炎等自身免疫病的疗效，与 IV-CTX 的剂量密度有直接关系。美国 NIH 方案和欧洲方案的剂量密度只是每月 1.0 g，而每周 1 次 IV-CTX，如果剂量为 0.4～0.6 g，剂量密度就是每月 1.6～2.4 g。在病人能够耐受的前提下，诱导治疗的初期，适当提高 IV-CTX 的剂量密度，可以提高疗效，缩短病程，更早停止 IV-CTX，转换为毒性较低的免疫抑制剂，反而可以降低 IV-CTX 的累积剂量，降低其远期副作用。

关于 IV-CTX 治疗 SLE 的累积剂量问题，曾经有学者提出 8～10 g，这只是一个大致的参考，如果疾病比较顽固，IV-CTX 的累积剂量达到可能损伤卵巢功能，而病情尚未达到可以降低免疫抑制剂级别的境地，则需要选用较强的替代方案。

我们必须清楚，随着 IV-CTX 累积剂量的增加，潜在的毒副作用也在增加，尤其是性腺损害和远期肿瘤的风险。所以，我们应该尽量降低 IV-CTX 的累积剂量，一旦受累脏器的活动性病变好转，补体回升后，就应该及时用其他副作用更小的免疫抑制剂替换。美国 NIH 方案主张每 3 个月 1 次 IV-CTX 维持治疗 3 年，导致其累积剂量增加 12 g，在抗风湿药的性腺毒性被日益重视的今天，这已经是一个不合理的维持治疗方法。

在 IV-CTX 之后，降阶治疗的免疫抑制剂主要是 MTX（15 mg/wk）、MMF（1.5 g/d）、来氟米特（20 mg/d）、硫唑嘌呤（50～150 mg/d）等。硫唑嘌呤是西方风湿科医生常用的一种免疫抑制剂。但有少数中国病人在口服硫唑嘌呤 3 周左右时，出现严重骨髓抑制和秃发的副作用，甚至可导致病人死亡，这种副作用在西方文献中罕见报道，使用硫唑嘌呤前如有条件应行 TPMT（硫嘌呤甲基转移酶）筛查，有利于筛查出可能对硫唑嘌呤副作用明显的病人，对于这部分病人应尽量避免应用该药。2018 年前，MTX 治疗 SLE 的疗效并未获得国际上的普遍认可，但据笔者的经验每周 1 次注射 MTX 的疗效优于硫唑嘌呤，而且更加安全。2018 年 1 月刚发布的英国风湿病学会（BSR）指南，以国际指南的方式肯定了 MTX 在 SLE 治疗中的作用。

维持治疗的后期或可过渡到"零用药"

狼疮能否停药？这是业界争论不休而又一直没有理想答案的问题。有人认为可以停药，有人则主张终身用药维持。"哪怕是隔日半片泼尼松维持着，也会比较放心。"这是主张终身用药者的观点。

我们应该将狼疮的"停药"理解为"零用药"。因为"停药"很容易被误读为疗程结束了或病情完全缓解了就可以停药，这显然是不正确的。也正因为这种误读，才会有"狼疮能否停药?"和"狼疮停药的指征是什么?"等问题，而且"停药"会导致病人误认为痊愈了而停止随访。

纵观狼疮治疗的全过程，在诱导治疗初期，可能采用的是高强度的用药，随着病情的改善，治疗强度逐渐降低，依次为中等强度、低强度、低低强度……临床治疗中，随着病情的逐渐缓解，我们追求使用最低有效剂量，也有部分病人到最后可能转入"零用药"阶段。因此，我们可以把"零用药"理解为"无限低剂量的用药"。这就不存在"停药指征"的问题，只要病情一直保持在完全缓解状态，就可以缓慢减量，一直减到"零用药"。在"零用药"之后，还要继续长期随访。

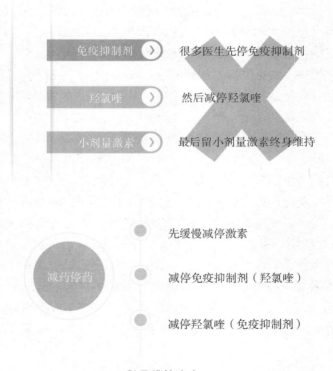

SLE 维持治疗

许多医生治疗狼疮的用药习惯是，在 SLE 治疗达到完全缓解后，"先撤停慢作用药，后撤停激素"，即在激素只有泼尼松 10 mg/d 以后，先撤停慢作用药（包括免疫抑制剂和羟氯喹），最后才撤减激素。但笔者不赞同这种减药方法，而是主张"先撤停激素，后撤停慢作用药"。因为小剂量激素主要起抗炎作用，如果仍存在有炎症的狼疮被激素所掩盖，先停慢作用药，会导致激素撤停药的困难。相反，如果先撤停了激素后，仍然没有炎症活动的指征，再进一步撤减慢作用药，就会更加顺利。而且，如果狼疮已经完全缓解，体内不存在活动性炎症，继续长期维持使用激素是没有必要的。因此，在维持治疗的后期，"先撤停激素，后撤停慢作用药"，狼疮的复发率更低，"零用药"的周期会更长。

例如，狼疮达到完全缓解以后，可能只剩下 3 种药，即 MTX、泼尼松和羟氯喹，那么，下一步如何继续减药？笔者主张先逐渐撤停激素，泼尼松剂量缓慢从 10 mg/d 减为 5 mg/d，再减为隔日 5 mg，然后停用激素。剩下 MTX 和羟氯喹，如果病人当初以皮疹为主者，先撤停 MTX，后撤停羟氯喹；如果病人当初以系统损害为主者，先撤停羟氯喹，后撤停 MTX。每一个药的撤停，都是一个缓慢的过程，在病情不出现波动，继续保持着完全缓解状态的前提下，先减后停，最后才能进入"零用药"的随访阶段。"零用药"之后，开始必须每 3 个月复诊 1 次，如果一直保持在缓解状态，可以每 6 个月复诊 1 次。在"零用药"随访阶段若有症状，或检查发现有疾病活动现象，必须及时调整用药。

综上所述，狼疮是一类病情复杂、异质性高的疾病，诱导治疗方案需要高度个体化，随着病情的好转，治疗强度逐渐降阶。临床上不可过分追求完全缓解和"零用药"。在治疗的过程中，任何一个阶段，任何一个药，在撤减过程中如果出现病情波动，均不可盲目撤减。目前，多数狼疮病人只能将病情控制在低度活动状态，还难以达到"零用药"这种理想状态。根据笔者的经验，只有不足半数的病人在疾病缓解之后可以达到"零激素"，不足 1/3 的病人可以达到"零用药"。希望随着医学的发展，更多的狼疮病人可达到长期的完全缓解和"零用药"状态。

治疗狼疮，最难的是稳定期

　　曾经有个病人患狼疮肾炎 5 年，起病初期曾使用环磷酰胺治疗，但对环磷酰胺特别敏感，一注射环磷酰胺就停经，因担心环磷酰胺的性腺毒性，改用吗替麦考酚酯治疗了 1 年多，效果欠佳，改用环孢素治疗尿蛋白转阴，停用环孢素后病情复发。重新加用吗替麦考酚酯，尿蛋白持续未转阴。后病人到笔者处就诊，当时 24 小时尿蛋白 3 g 多，笔者将治疗方案调整为甲氨蝶呤＋环孢素，治疗 3 周后尿蛋白下降到 1 g。后来该病人于其他医生复诊，先停了甲氨蝶呤，后又停了环孢素换他克莫司，结果环孢素一停病情复发。

　　治疗狼疮，最难的是稳定期的维持治疗。

　　不可否认，活动期的治疗是很重要的，因为活动期病情重且急，控制不好会威胁生命。但是，活动期的治疗却单纯很多，首要任务就是控制病情，主要药物就是环磷酰胺、吗替麦考酚酯、环孢素、他克莫司、甲氨蝶呤、来氟米特、利妥昔单抗和激素。但是，一旦病情控制进入稳定期，则需要考虑很多因素。

药物的减停，非常讲究技巧

　　免疫抑制剂、抗疟药和激素，先减哪一个，先停哪一个，很有讲究。

　　有些免疫抑制剂起效快，有些免疫抑制剂起效慢，换方案调整免疫抑制剂，必要的时候应该有一段时间新旧免疫抑制剂的重叠使用期。因为新的免疫抑制剂起效需要时间，很多时候旧的免疫抑制剂停用了，新的免疫抑制剂还未起效，病情就特别容易复发，就如上文说的这个病人，就是在换药过程出现了病情的复发加重。当然，是否需要重叠用药也不是一成不变的。如果病情平稳到一定程度，加之衡量感染风险，调整方案时不一定全部都得重叠用药。

此外，激素减量时，什么时候减得快一些，什么时候要放慢节奏，什么情况下可以尝试激素"零用药"，都需要医生的治疗技巧和病人的耐心。

激素治疗作用和不良反应的权衡很重要

激素在狼疮的治疗中非常重要，然而激素是把"双刃剑"，在给病人带来获益的同时，也带来了不良反应和副作用。尤其是骨质疏松、股骨头坏死、骨折等不良反应，值得我们关注。

合理地评估病人的骨质情况，给予恰当的骨质疏松防治措施，在病情控制允许情况下，尽量少的使用激素，在病情允许的情况下实践激素"零用药"，这些都是我们在稳定期需要充分考虑衡量的。

临床中不乏这样的例子：活动期病情控制非常成功，维持期长期激素维持，久之发生股骨头坏死。最后影响病人生活质量的不是狼疮本身，而是激素不良反应所致的股骨头坏死。

保驾护航，让狼疮病人结婚生育，"开花结果"

狼疮偏爱年轻女性，狼疮活动期治病救命要紧，不允许考虑妊娠这件事，病情控制稳定后，就可以开始考虑妊娠这件事了。

那么，狼疮患者妊娠需要考虑哪些问题呢？主要包括：达到什么样的条件可以开始备孕？有哪些药在备孕、妊娠期可以用？哪些药必须停满多长时间才可以开始备孕的？妊娠期出现什么情况需要加用什么药才最安全？这些都需要医生和病人共同商量决策。

部分妊娠条件临界或者已经用过很多药病情控制还是不能完全达到妊娠条件的病人，能不能妊娠，或妊娠期用什么药物控制病情，或一旦妊娠期病情复发该如何调整用药决策，这些对医生的要求非常高。

另外，备孕前使用的免疫抑制剂中，哪些免疫抑制剂必须停用，停多长时间有可能会出现病情反复或复发，医生必须非常清楚。

狼疮病人备孕，绝不是一时病情平稳就可以的。医生应该有很大的把握使病人在未来一年半到两年半时间（有些药物停药满 3 个月才能怀孕，以备孕姑且计 3 个月成功、怀胎 9 个月、哺乳期 1 年计算）内可以病情控制稳定或者至少不会严重复发，病人才能备孕。

如果稳定期处理得好，女性狼疮病人可以与健康人一样生儿育女，与健康人一样享受人生。

治疗狼疮，贵药≠好药

"便宜无好货，好货不便宜"的消费心理，用在看病吃药并不合适。因为，药品价格与其疗效和安全性并不直接相关。实际上，治疗红斑狼疮最有效的药物，多是经典老药，泼尼松几分钱一片，环磷酰胺1个月几十元，甲氨蝶呤1个月十几元。而那些非常昂贵的药物，疗效并不一定优于便宜药。因此，治疗红斑狼疮，贵药≠好药。

治疗狼疮激素药物，几分钱一片的泼尼松最好

激素是治疗红斑狼疮的基础药物，中－重度的红斑狼疮病人，在治疗的初期，几乎免不了需要用激素。但是多数病人不需要长期依靠激素，如果掌握得好，超过一半的病人在1～2年后可以停用激素。

治疗狼疮的激素药有多种，最好的恰是最便宜的泼尼松（醋酸泼尼松片），几分钱1片。地塞米松片、可的松片和氢化可的松片均不适宜于治疗红斑狼疮，前者对自身内分泌的副作用太大，后二者则作用不够强。在口服的激素片剂中，进口激素并不优于国产药。其实几分钱一片的国产泼尼松优于1元多钱一片的进口激素。不少病人要求我开进口的激素，我总是劝他们不要"花钱买难受"。现在全世界治疗红斑狼疮的激素用药中，95%以上是用泼尼松，而目前国内医药市场上进口的激素主要是甲泼尼龙，所以不要迷信进口激素。

但是重症和急症的红斑狼疮，在需要注射激素时，甲泼尼龙针剂是最佳选择。在激素针剂中，地塞米松虽然便宜，但副作用大，尤其是当需要较长时间使用激素，或需要用激素冲击治疗时，不应使用地塞米松。甲泼尼龙注射剂具有疗效好和副作用小的优点。

昂贵的免疫抑制剂并非好药

在治疗红斑狼疮的免疫抑制剂中，最有效的也恰是最便宜的是环磷酰胺，每月只需几十元，是目前治疗重症红斑狼疮作用最强的药物；治疗轻～中症红斑狼疮最为安全有效的免疫抑制剂是甲氨蝶呤，每月十几元钱。而那些每月需要数以千元的新型免疫抑制剂，治疗红斑狼疮效果并不优于几十元者，副作用反而更明显，环孢素就是一个例子。当然，环孢素也是治疗红斑狼疮的一个有效药物，有少数病人用环磷酰胺效果不好而改用环孢素有效；而更多的病人用环孢素无效后改用环磷酰胺有效。

吗替麦考酚酯是一种每月需要几千元的新型免疫抑制剂，其治疗红斑狼疮效果不及每月几十元的环磷酰胺。但是，环磷酰胺的卵巢毒性可以使30多岁的女性提早进入更年期。而吗替麦考酚酯没有这个副作用。所以，对于重症红斑狼疮，可以先用环磷酰胺治疗，如果在卵巢安全剂量的环磷酰胺可以控制病情，则不需使用昂贵的吗替麦考酚酯，可改用甲氨蝶呤或硫唑嘌呤维持治疗。如果环磷酰胺累及到一定剂量，可能影响卵巢功能，而病情尚未稳定，则需要考虑改用吗替麦考酚酯，这是比较好的选择。但是，我们反对千篇一律的一开始就用吗替麦考酚酯，虽然吗替麦考酚酯的副作用低一些，但药效也低一些，对于重症狼疮病人的诱导缓解疗效不及环磷酰胺。

多数"补药"对红斑狼疮有害而无益

目前多数"补药""保健品"对红斑狼疮的治疗多是有害而无益。几乎没有一个"保健品"是针对红斑狼疮而研制的。红斑狼疮的免疫病理是复杂的，用那些所谓"双向调节"的"保健品"或"免疫调节剂"，不可能有效调节红斑狼疮的免疫紊乱。

许多的"补药"和"保健品"，被吹捧为用几十种和数百种本草植物提炼的，事实上这对红斑狼疮来说更是有害。红斑狼疮患者本身就是过敏体质，而且也最忌讳过敏，过敏可以导致病情恶化，甚至死亡。成分愈多，出现过敏的概率就愈高，所以，多数的"补药"和"保健品"对红斑狼疮有害无益。

我们每年都会痛心地遇见一些因为吃所谓的"保健品"过敏或只吃"保健品"而停止治疗，导致死亡或者肾功能衰竭的病人。营销人员本身并不是医生，也不懂红斑狼疮，但常现身说法地举出许多生动的病例：某某人得了红斑狼疮吃了这"保健品",停了激素,病都好了,等等。实际上,过敏与特异体质有关,某"保健品"对这个红斑狼疮病人不过敏,不等于对每个红斑狼疮病人都不过敏。

用药"恰到好处"最重要

治疗红斑狼疮,不在于运用名贵药物,不在于用进口药物,不在于用新的药物,而在于用药策略的理念更新,更在于用药恰到好处。环磷酰胺和甲氨蝶呤均是20世纪50年代的老药,只是80年代后期,医学界对它们有了新的认识,成了治疗自身免疫病的重要武器。经过几十年的积累,医生们已能够更加得心应手地运用这些老药治疗红斑狼疮,使多数红斑狼疮病人不但能活着,而且病情能达到完全缓解。这两种药是目前世界上一致认可的治疗红斑狼疮最有效的药物。

治疗红斑狼疮的药物都是"毒药",所以治疗过程中,效益与风险共存。一个好的医生,在做用药决策时,都会充分权衡利弊,根据病情的需要、药物的特点和病人的体质耐受程度,小心翼翼地用药,使药物发挥最佳的疗效,将副作用控制到最低程度,用药"恰到好处"最重要。

虽然治疗红斑狼疮的药物并不贵,但有时候辅助治疗的药物会贵得多。例如,合并感染时,抗生素可能非常贵;体质差者用丙种球蛋白治疗非常贵;低蛋白血症者输白蛋白和血浆也很贵。所以,病重需要住院治疗时,药费比较高;而病情趋向于好转后,在漫长的门诊随访治疗中,药费多数不高。

二、激素是把双刃剑

糖皮质激素治疗狼疮再认识

糖皮质激素（下文简称"激素"）是一类古老的药物。激素也是一把"双刃剑"，它起效快，有很强的抗炎、抗过敏作用，同时又具有严重的不良反应，长期用药带来的依赖性等问题，导致医生和病人常常惧怕激素，又不得不使用激素。激素是临床上应用最广、争议最多的药物。激素的话题并不新颖，但有一些细节问题值得我们讨论和再认识，以达到最大疗效、最少不良反应和最低药物费用的目的。

激素应用中一些似是而非的问题

（1）一位体重 60 kg 的狼疮病人需要每日用泼尼松 0.5 mg/kg，有三种用法：10 mg，每日 3 次；30 mg，每日 1 次；60 mg，隔日 1 次。怎样用药合适呢？

（2）一位需要静脉注射激素的狼疮病人，是用地塞米松 8 mg，还是用等效剂量的甲基泼尼松龙 40 mg 合适呢？

（3）一个需要较长时间使用小剂量激素的狼疮病人，有人认为每日 1 剂 1.5 mg 的地塞米松比每日 1 剂 10 mg 的泼尼松（等效剂量）更有效，那么能用地塞米松吗？

（4）每月肌内注射 1 次康宁克通，代替每日口服激素，非常方便，病人感觉也很好，这种疗法合适吗？

在激素临床应用中，就是有许许多多类似上述这样似是而非的问题，虽然都可以获得控制症状的"满意"疗效，但是在长期的激素使用者中，却带来了不少远期不良反应的问题。因此，虽然每个医生都非常熟悉激素，但在日常的医疗工作中其实有许多医生在错误地或不合理地使用激素。

全身性使用激素的种类

按药物的半衰期，药理学将激素分为短效激素（可的松、氢化可的松），中效激素（泼尼松、泼尼松龙、甲泼尼龙）和长效激素（地塞米松、倍他米松）。长效激素的抗炎效力强，几乎没有盐皮质激素样作用，药物半衰期长，对下丘脑－垂体－肾上腺轴的危害较严重，不适宜长疗程用药，只可作为临时性用药，例如抗过敏，我们常给静脉注射地塞米松。短效激素抗炎效力弱，有较明显的盐皮质激素样作用，药物半衰期短，对下丘脑－垂体－肾上腺轴的危害较小，不适宜治疗狼疮这一类慢性的自身免疫性疾病，临床上主要用其作为肾上腺皮质功能不全的替代治疗。因此，长疗程治疗狼疮的激素主要是中效激素。

临床上还有一类"超长效"激素，不是药物超长效，而是通过改变剂型达到超长效。这类药包括康宁克通、得宝松和曲安奈德等，是长效激素倍他米松或地塞米松，经特殊的技术处理，使之不容易被迅速溶解吸收，而是在体内缓慢释放，注射1次可维持1个月左右的药效。

因病制宜选择合适的激素

临床应用激素首先需要考虑的不良反应是对下丘脑－垂体－肾上腺轴的危害。当病人确实需要使用激素时，我们必须清楚激素的疗程计划有多长。如果该疾病只需要很短疗程的激素，如1～3天，最多不超过1周；如偶然发生的过敏性病变，则选用抗炎、抗过敏作用较强的药物和给药方法，如每日3次口服泼尼松或静脉注射地塞米松，无须过多顾及激素的远期不良反应。但多数情况下，临床使用激素需要一个漫长的疗程，例如系统性红斑狼疮、肾病综合征、免疫性血小板减少症等。对于这些长疗程的激素使用者，需要注意保护病人的下丘脑－垂体－肾上腺轴，否则，不但造成日后激素减药和停药困难，而且会出现医源性肾上腺皮质功能不全，导致病人的应激能力下降，在遇到感染、创伤、手术等应激状态时，会出现危险。

长期以来，口服泼尼松是治疗免疫性疾病最主要的药物。由于种种原因，目前许多医生认为口服甲泼尼龙优于泼尼松，这是一个误区。虽然泼尼松是一个前体药，进入体内后需在肝脏活化为泼尼松龙，但它并不加重肝脏负担，除非是肝衰竭病人，通常肝酶增高并不影响其活化。作为前药的泼尼松，对胃肠道没有直接刺激作用，口感比较好，而甲泼尼龙口感是苦的。从国际上的医学文献和教科书资料中可知，口服中效激素几乎均是泼尼松，罕有主张使用甲泼尼龙。同时，甲泼尼龙的价格比泼尼松高出十几倍，我们没有理由选用价格更高、不良反应更大而疗效一样的药物。但是如果病人不能口服，需要静脉注射激素，则应该选用甲泼尼龙，而不是地塞米松。因为地塞米松对下丘脑－垂体－肾上腺轴的危害较大，重症的自身免疫病（如狼疮危象）常常需要静脉注射甲泼尼龙，甚至需要用其冲击治疗，而不用地塞米松。由于甲泼尼龙有轻度的盐皮质激素样作用，而地塞米松没有，所以心肺功能不全的危重病人，如果担心轻度的水钠潴留成为"压死病人的那根稻草"，则建议使用地塞米松。

口服泼尼松方法也有讲究。自身激素分泌生理曲线的特征是，半夜 0 点至 1 点是激素水平的低谷，早上 8 点是激素水平的高峰。如果外源性的激素破坏了半夜的生理性低谷，就不会产生次晨 8 点的峰值。口服泼尼松可以每日 3 次、每日 1 次或隔日 1 次。前者疗效好、不良反应大，后者疗效弱、不良反应小。因此，对于长期口服激素治疗者，主张每日早上 8 点左右，即激素生理曲线的峰值时间顿服泼尼松。而计划短期（一般不超过 2 周）使用激素者，可以每日 3 次口服泼尼松。夜间睡前口服一剂泼尼松是错误的，自身免疫疾病病人解决夜间疼痛的治疗应使用非甾体抗炎药。隔日 1 次口服泼尼松不主张在治疗初期应用，而是在疾病控制后，维持治疗阶段采用。

"超长效"激素主张作为关节内注射等局部用药，不应该作为肌内注射全身用药。虽然每月肌内注射 1 次，既方便用药，又可维持疗效，对许多基层医院的医生具有吸引力。然而，在药效维持 1 个月的同时，体内激素的生理曲线也被压平 1 个月，如果连续肌内注射几次，生理曲线就成了直线，其危害可想而知。对于寡关节受累的顽固性滑膜炎，关节内注射"超长效"激素有利于减轻滑膜炎症，但也不主张反复使用，一般要求间隔期 3 个月以上，一年不超过 3 次。

激素的不良反应

临床上长期使用激素形成的主要不良反应包括：

（1）医源性肾上腺皮质功能亢进。表现为向心性肥胖，"满月脸"、皮肤紫纹、痤疮、多毛、乏力、低血钾、水肿、高血压、糖尿病等。这些副反应多在停药后可以逐渐地自行消失或减轻。

对于爱美的女性而言，最担心的可能就是"发胖"这个激素副作用了。服用激素后食欲会变得更好，有意识地控制食量，坚持持续的锻炼，对于对抗"发胖"的副作用是有帮助的。另外，很多人觉得进口的激素甲泼尼龙更好，事实上，在向心性肥胖的副作用方面，甲泼尼龙可能更重——这又回归到了前面我们说过的，好药≠贵药，有时候国产便宜的普通泼尼松可能更好。

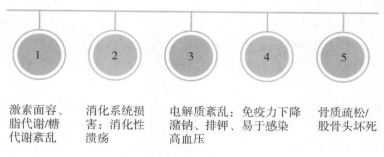

1	2	3	4	5
激素面容、脂代谢/糖代谢紊乱	消化系统损害：消化性溃疡	电解质紊乱：潴钠、排钾、高血压	免疫力下降、易于感染	骨质疏松/股骨头坏死

激素最常见副作用

（2）医源性肾上腺皮质功能不全。大剂量长期使用激素，抑制了垂体促肾上腺皮质激素（ACTH）的分泌，使内源性激素分泌减少。连续使用泼尼松（20～30 mg/d）2周以上，可以导致下丘脑-垂体-肾上腺轴反应迟钝，如果突然停药，则可能出现肾上腺皮质功能不全的撤药反应。表现为恶心、呕吐、低血糖、心律不齐、低血压、电解质紊乱等。这种反应的强度与激素的剂量、疗程和种类有关。

从下丘脑-垂体-肾上腺轴反应的角度认为，减药和撤药的速度根据激素的疗程而定。短疗程者可快速减药；长疗程者需缓慢减药。例如：激素疗程在7天之内者，可以迅速撤药，而超过7天者，则需要先减药后撤药；泼尼松30 mg/d×2周者，可以每3～5日减少泼尼松5 mg/d的剂量，而泼尼松50 mg/d×8周者，则需要每10～14日减少泼尼松5 mg/d的剂量。地塞米松治疗者减药停药往往比较困难，而泼尼松治疗者减药停药一般比较顺利。

（3）诱发和加重感染。长期应用糖皮质激素使机体防御机能降低，易诱发感染和使潜在的病灶扩散。一般来说，小剂量激素（泼尼松≤10 mg/d）主要起抗炎作用，不损伤机体抗感染的免疫功能；当泼尼松＞15 mg/d时，可能出现结核菌素皮试假阴性，提示其可损伤机体抗感染的免疫功能。糖皮质激素剂量愈大，疗程愈长，诱发和加重感染的危险性愈高。在病情控制稳定的情况下，尽可能地减少激素用量，是对抗感染副作用的关键。此外，注意每年接种流感疫苗，流感季节人多的地方不去凑热闹，不吃不干净的食物，性生活前后注意排尿及二次排尿，都是预防感染的重要措施。

（4）诱发和加重溃疡。消化性溃疡是激素常见的不良反应之一，其发生与剂量有关。由于激素可增加胃酸和胃蛋白酶分泌，持续性的胃黏液分泌，减弱了胃黏膜的抵抗力，同时应用激素可引起体内前列腺素合成降低，削弱了胃肠黏膜的防御能力，因此，在胃酸和胃蛋白酶等因素的作用下，容易发生消化性溃疡。由于激素对组织修复能力的抑制，可使已有的溃疡加重，甚至导致出血和穿孔，故消化性溃疡病人应谨慎使用。但是，在抗炎镇痛作用方面，泼尼松 10 mg/d（即每天 2 片激素）的胃肠道不良反应远低于扶他林、布洛芬等各种常用的非甾体类抗炎药。对于前期激素用量大者，应该适当使用护胃的药物预防副作用。

（5）骨质疏松与自发性骨折。骨质疏松与糖皮质激素积蓄用量及使用时间有关。特别是儿童和绝经期女性，即使小剂量也易引起骨质疏松。因此，只要长期使用激素，无论剂量大小，均应常规补充钙剂及维生素 D 制剂，必要时加用二磷酸盐制剂。

（6）无菌性骨坏死。接受大剂量糖皮质激素治疗的病人，很少数的病人可在 1 月至数年内发生无菌性骨坏死，最多见于股骨头部，其次是髋、肩、膝、腕骨等处。核磁共振（MRI）对股骨头坏死的早期诊断比较敏感。如果激素治疗者有髋关节不适的情况，则有必要作核磁共振检查以便尽早发现和早期治疗。

（7）对生殖功能的影响。糖皮质激素可引起月经周期紊乱，但对月经紊乱者使用糖皮质激素不一定加重月经紊乱，仍可视原发病的病情需要而使用，不要因为月经紊乱而影响原发病的治疗。激素引起的月经问题一般在停药后可以恢复。

妊娠妇女使用糖皮质激素，对胎儿的影响问题仍有争论。一般认为，泼尼松不易通过胎盘屏障，如果剂量不超过 30 mg/d，对胎儿影响不大；而地塞米松可通过胎盘，小剂量也会对胎儿的发育有影响。

（8）对儿童生长发育的影响。糖皮质激素影响儿童生长发育的危害是显而易见的。多数患自身免疫性疾病的儿童，在使用标准大剂量激素（如每日泼尼松 1 mg/kg 体重）治疗后，立即停止长高。因此，对于儿童自身免疫性疾病的治疗，需要注意避免过分使用激素，而代之以免疫抑制剂、激素助减剂等，以缩短激素疗程。

不少医生采用一种"朴素的临床思维"治疗儿童风湿病：认为儿童卵

巢非常娇嫩，经不起环磷酰胺的"摧残"，因此，对重症的儿童红斑狼疮不忍心给予环磷酰胺治疗，而长期依靠激素治疗，反而导致生长发育障碍。

科学的临床思维是：环磷酰胺主要作用于活跃期的细胞（骨髓和生殖细胞），而对静止期的细胞并不敏感。儿童卵巢尚未发育排卵，仍处在静止期，因此对环磷酰胺的耐受性更佳。

临床上几乎见不到因为儿童期使用过环磷酰胺，导致终身无月经的女性红斑狼疮病人。相反，我们常常遇见长期依靠激素治疗，导致生长发育障碍的儿童红斑狼疮。这种现象值得我们深思。

（9）行为与精神异常。文献认为，有精神异常病史的病人使用糖皮质激素易导致其复发。即使无精神病史者也可因糖皮质激素治疗诱发精神异常。

（10）眼睛损害。使用激素治疗者，其白内障和青光眼风险均增高。这点非常重要，因为狼疮治疗时的基础用药羟氯喹对眼睛的副作用已被广大狼疮病人所了解，但羟氯喹引起眼睛副作用的概率并不高。很多病人用药后觉得眼部不适，总是认为应该由羟氯喹"背锅"，事实上，激素在这里面的"贡献"常常被忽视了。长期使用激素治疗的狼疮病人，应定期接受眼科医生的检查，以帮助及早发现白内障和青光眼，以及其他可能由于长期激素应用引起来的眼部损害。

（11）激素相关的副作用及不良反应，包括但不局限于以上10点。

狼疮病人不需要终身使用激素

临床上无数自身免疫相关疾病的病人长期忍受着激素的折磨，体型改变、儿童生长停滞、骨质疏松、股骨头坏死、眼睛损害、心脑血管病、感染威胁等，苦不堪言。作为临床医生，我们需要应用激素帮助病人解除病痛，我们也需要帮助病人摆脱激素的折磨。

长期以来，许多自身免疫相关疾病包括狼疮被宣称需要终身使用激素，如今这一观点正在成为历史。作为自身免疫性疾病的原型，近几年来医学界对系统性红斑狼疮已经逐渐达成了在疾病缓解期努力"减停激素"的共识，对各种自身免疫病的治疗将具有示范作用。系统性红斑狼疮从当初的"不治之症"，已经成为"可治之症"，这期间经历了从以"治疗方案为中心"的规范化治疗，到以"控制疾病为中心"的个体化治疗，再到目前的"缓解疾病为中心"的目标治疗（T2T/SLE）。2014年，国际系统性红斑狼疮协作组提出了T2T/SLE的理念，并在T2T/SLE共识的推荐条款中，已经明确提出"狼疮维持治疗的目标是将激素减到控制疾病活动所需的最小剂量，如果可能的话，激素应该完全停用"。系统性红斑狼疮病情缓解后有可能减停激素这一话题，已经由争议演变为共识，真正结束了"系统性红斑狼疮必须终身使用激素"的理念。

治疗观点的变迁并不是因为疾病变得温和了，也不是发明了新的药物，而是人们对药物的认识更新了。激素主要是起抗炎作用，减轻活动期的炎症损伤，虽然见效快，但不能达到缓解疾病的目的。所以，过去过分依靠激素治疗，导致疾病迁延不愈、激素的长期依赖，而形成了"需要终身使用激素"的观点。1987年，美国国立卫生研究院（NIH）提出环磷酰胺冲击治疗狼疮肾炎，1988年，美国食品和药品管理局（FDA）批准甲氨蝶呤治疗类风湿关节炎，免疫抑制剂在自身免疫病治疗中的作用逐渐被认识。早些年，在激素仍然主导自身免疫病治疗的时代，免疫抑制剂作为二线药物，用于激素疗效欠佳者；随后的临床研究显示，免疫抑制剂使用者激素减量会更加顺利，它又被称为"激素助减剂"，用于激素减药困难的病例；而今医学界已经认识到，在自身免疫病的治疗中，激素主要起抗炎作用，免疫抑制剂才能缓解疾病，因此成了主流药物。随着免疫抑制剂的应用，更多自身免疫病病人的病情得以缓解，免疫抑制剂成了保护性因素，而长期使用激素成了危险因素，才使"争取激素零用药"成为医学界对系统性红斑狼疮治疗的共识。

为什么倡导狼疮治疗的激素"零用药"

所有的药物都是"双刃剑",给病人带来治疗效果的同时,也带来不良反应和副作用。这也是所谓"是药三分毒"的说法。而在狼疮治疗中,激素是最大的一把"双刃剑"。

近十多年来,世界各个国家和地区纷纷先后发布糖皮质激素诱导的骨质疏松症(GIOP)的防治指南和专家共识,足见大家对激素副作用的重视。

激素是狼疮治疗的重要药物,其重要作用不言而喻。虽然狼疮的诱导缓解无激素治疗也提了很多年,但目前临床还没有一个可以被大家广泛认可且证据支持的,可以做到诱导缓解无激素用药的方案。几乎大部分的狼疮病人,发病之初初始治疗方案中都包括了激素。虽然激素有副作用,但是在病情需要使用激素的时候,不能因为不惧怕其副作用或不良反应而抗拒用药。

在激素不良反应的防范中,激素 – 钙剂 – PPI(质子泵抑制剂,一种护胃的药),是激素使用辅助药的"黄金三角",即激素治疗同时补钙和护胃,是大部分风湿免疫科医生都会采取的固定搭配。然而,有时候单纯钙剂的补充对于骨质疏松及无菌性骨坏死发生的预防并不足够。

对于预期使用激素超过 3 个月的病人,无论使用激素量的多少,建议应当给予生活方式的干预,包括戒烟、避免过量饮酒、适当接受阳光照射(狼疮病人有光敏者不适宜过度接受日晒)、适量运动和防止跌倒。建议开始治疗同时给予补充钙剂和普通或活性维生素 D。与未治疗或单用钙剂相比,联合用普通维生素或活性维生素 D 和钙剂对防治 GIOP 有更好的疗效。

常常有病人分不清普通维生素 D 和活性维生素 D 的差别。

普通的维生素 D3 即胆钙化醇,在肝脏经羟化形成 25 – 羟基维生素 D3,

再在肾脏羟化形成 1，25 - 二羟基维生素 D3 从而发挥活性作用。

　　临床常用的阿法骨化醇（阿法迪三）是 1α - 羟基维生素 D3，在肝脏经羟化形成 1，25 - 羟基维生素 D3 发挥活性作用。

　　另一种临床常用的是骨化三醇（罗盖全），即直接具活性作用的 1，25 - 二羟维生素 D 3。

　　从活性角度而言，骨化三醇 > 阿法骨化醇 > 维生素 D3。但是，并非所有的病人都需要接受直接活性的维生素 D，对于肝肾功能健全者，普通的维生素 D3 已足够。与普通维生素 D 相比，活性维生素 D 可能更适用于肾功能不全及 1α - 羟化酶缺乏者。当然，近年来也有研究提出，后者还有免疫调节作用（增加肌力和平衡能力）。如上面介绍的活性维生素 D 包括骨化三醇和阿法骨化醇，前者不需经肝脏和肾脏羟化酶羟化即有活性，推荐剂量为 0.25～0.50 μg/d，后者经 25 - 羟化酶羟化为 1，25 - 双羟维生素 D3 后即具生物活性，推荐剂量为 0.5～1.0 μg/d。但是需要指出的是，这种免疫调节作用是微弱的，也没有大样本的研究支持必须使用活化维生素 D 替代普通维生素 D，况且根本的治疗还得依靠免疫抑制剂和免疫调节剂，如果靠维生素 D 的免疫调节作用来治病，那是舍本逐末的。很多人认为维生素 D 活性越高越好，其实这是不对的。研究表明，长期应用普通维生素 D 不会引起相关毒性反应，但是各种形式的活性维生素 D 如长期使用，有可能引起高钙血症、高钙尿症及肾结石，如需长期使用，需要注意血清钙和尿钙的监测。

　　单纯补充钙剂和维生素 D，对于骨质疏松的防治，有时候也是不够的。根据病人情况，除补充维生素 D，有指征时加用双磷酸盐治疗也非常重要。

　　很多病人甚至医生认为，激素量减到很小剂量维持时，不良反应则可忽略不计。实际上，这个理念是错误的。越来越多的研究显示，长期激素治疗与狼疮的器官累积损伤密切相关，哪怕是大家认为的小剂量用药。不管我们对于 GIOP 防治的力度有多大，始终无法完全避免激素不良反应的发生。研究表明，并不存在所谓"安全剂量"的激素，哪怕是生理剂量的激素，相当于泼尼松每天 7.5 mg（即一片半）以内的激素用量，也同样可以引起骨量的减少。所以，我们应该有这样的理念，在病情控制允许的情况下，尽量减少甚至停用激素。这样才能把 GIOP 及无菌性骨坏死发生的预防做到最佳。

　　医生和病人普遍担心的是，停用激素会导致病情复发吗？不可否认，激素停用与病情复发风险并存，所以我们提供的是激素"零用药"，而非停药。哪怕激素用药已经减到零，我们仍然反复强调定期监测病情，在激素"零用药"的情况下，密切监测定期随诊，是避免病情突然复发的唯一手段，一旦病情复发，也可以及时控制住病情。

事实上，大部分的病人，经治疗后病情稳定，激素"零用药"后，如果继续跟着医生随访，很少出现病情的严重复发。

另外，在维持治疗中，激素也并非不可替代，还可以使用抗疟药、免疫抑制剂等，这些都让激素"零用药"成为可能。有些学者至今还认为激素"零用药"还是研究层面的观念，实际上循证医学早就证实了应当如此。

笔者近期门诊接诊过一个20多岁的狼疮肾炎女病人，她长期到外院就诊，使用激素治疗而未加用其他免疫抑制剂，病情控制稳定后依旧泼尼松15～20 mg/d 的量维持，双侧股骨头已坏死，做了髋关节置换手术。实在令人心疼！我们不停地呼吁，只是希望能更新大家的观念。因为一个观念的更新，哪怕只是可以改变医生一点点的医疗行为，对病人所带来的影响也可能是巨大的。

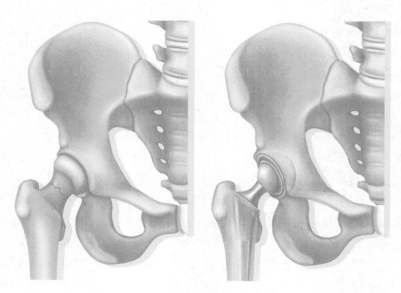

髋关节置换术

糖皮质激素诱导的骨质疏松症有何不同

近年来，骨质疏松症的发病率直线上升。这不仅与中国逐渐步入老龄化社会有关，也与人们的饮食、生活、运动习惯息息相关。但是，人们对骨质疏松的认识仍有很多误区，骨质疏松带来的危害不可小视，它是目前世界上绝经后妇女和中老年人中发病率、死亡率及保健费用消耗较大的疾病之一，因此，被称为"无声杀手"。狼疮病人不论疾病本身，还是长期使用激素，均会加速骨质疏松症的发生，而且激素诱导的骨质疏松症又有其特殊性。

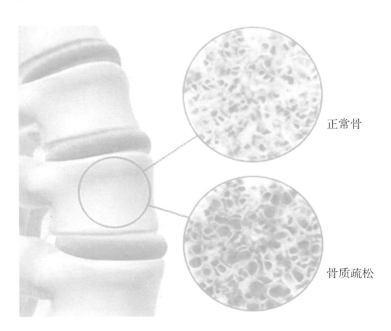

正常骨

骨质疏松

什么是骨质疏松症

人们在步入中年以后，骨的新陈代谢功能减慢，骨骼组织的钙质逐渐流失，骨密度减少，骨质变得脆弱和疏松，易患骨质疏松症。

骨质疏松症的后果有哪些

骨折：脊椎骨骨折、手腕骨折、髋骨（股骨颈）骨折等。

行动不便：有一半的病人因股骨颈骨折导致行动不便，需要别人料理。

脊椎疼痛及变形：驼背除令外观不美，还会妨碍肺部扩张，加速肺功能衰退。

哪些因素会导致骨质疏松症

年龄增长，骨骼的代谢流失率加速；女性在更年期或卵巢切除手术后，雌激素减少，骨骼的钙质流失加速导致骨质单薄；遗传因素引起的个人骨质密度偏低；每天摄取钙质低于身体所需；运动不足或长期不活动，令骨骼钙质流失加速；身材瘦小；患有其他慢性疾病；服用激素或其他药物；吸烟、饮酒；等等。

如何测量骨质密度

骨质密度测量仪（DEXA）是用 X 线测量骨质密度的机器。其 X 线辐射量远低于摄一张 X 线胸片。通常是测量腰椎和/或股骨颈。过程简单、快捷而方便，没有疼痛或损害，可预先诊断是否存骨质流失。

如何看懂骨密度报告单

DEXA 报告单中 BMD 是检测部位的骨质密度，T 值表示被检查者骨质密度与参考群体峰值骨密度的比值，Z 值表示被检查者骨质密度与同年龄平均骨质密度比值。

简言之，正常值都应该在 -1 以上，-2.5 至 -1 提示骨量减少，小于 -2.5 提示骨质疏松，若小于 -2.5 并有脆性骨折提示重症骨质疏松。

骨质疏松症是否只盯上女性

并非如此。但女性绝经后缺少雌激素，骨质会大量流失，所以较早出现骨质疏松症。男性也会发生骨质疏松症与骨折。

除 DEXA 外，还有其他方法诊断骨质疏松症吗

有。超声波检查也可以初步诊断骨质疏松症，但误差稍大一些；亦可超声骨质密度检测初筛后再接受 DEXA 测定。

服用大量钙质是否就不会有骨质疏松症了呢

不是。通常身体内过量的钙质会经由尿液排出，服食大量钙质会增加肾结石的机会；美国卫生组织建议每天钙质摄入量不宜多于 2 500 mg。

膝盖常疼痛，特别是上下楼梯时，是否属于骨质疏松症

不是的。这种情况常见于膝关节骨关节炎。

如何预防骨质疏松症和骨折

日常饮食中多摄入钙质；绝经期女性在医生指导下补充雌激素；制定有规律的运动；减少吸烟、饮酒、咖啡、浓茶；不要食用过量盐或蛋白质；留意活动环境，确保安全，减少摔倒的机会。

骨质疏松是否不适合运动

即使骨质疏松，仍鼓励适当运动。适当运动可强化骨骼，减少骨折的机会；可增强背部肌肉的力量，改善身体的姿势；可增加手脚肌肉的力量及灵活性，能保持平衡以防止摔倒；可预防腰背扭伤或骨折。

什么运动可以预防骨质疏松

● 负重运动。也就是要骨骼负重的运动，如步行、晨运、太极、慢跑等，如果能每天坚持，可有效预防骨质疏松症。

● 增强手脚肌肉的运动。如提举 1 ～ 2 kg 重的哑铃，踏步操等。

● 改善身体姿势及增强背部肌肉的运动。经常注意正确的站姿和坐姿，保持良好的姿势，可以减少脊柱劳损。背部动作以伸展骨骼和强化肌肉为主。如有骨质疏松现象，切记避免做弯腰的动作，以免发生脊柱压缩性骨折。

建议每天运动。

运动的原则：量力而为，持之以恒。先做 2 ～ 3 分钟热身运动，然后做 2 ～ 3 分钟的静止运动。推荐的运动举例如下：急步行/慢跑：10 ～ 20 分

钟；踏步操：3～5分钟；轻松跳步：2～4分钟；双手打大圈：1～2分钟；向上举哑铃：2～3分钟；背部强化运动：3～6分钟。

饮食上的注意事项

研究表明，如自幼进食含足够的钙质的食物，患上骨质疏松症的机会会较低。因此，应从小开始便尽量进食及摄取足够的钙质。

- 均衡饮食。依照健康金字塔的指引，养成均衡营养的饮食习惯，每天的食物应包括奶、肉、蔬菜、水果及五谷类。
- 多进食含丰富钙质的食物。钙质主要来自牛奶、酸奶酪等奶制品，其次是豆腐及豆类制品、硬壳果类、鱼类。绿叶蔬菜如菠菜、西兰花等也可以补充钙的摄入。这里纠正一个错误的观念，很多人认为喝骨头汤可以补钙，实际上骨头汤里主要含有大量的脂肪和蛋白质，但是钙质含量微乎其微，更缺少可以促进钙质吸收的维生素D，故喝骨头汤实际上并不能补钙。
- 适量的蛋白质。每天进食200～300 g肉、鱼、家禽、豆腐以及豆制品类，摄入过量蛋白质反而会使钙质流失。
- 减少用盐及吃腌制食物。盐分高的食物会增加钙质的流失。少吃腌制菜、烟肉、烧腊及罐头食物。烹调时少用鸡精、味精及各种咸味酱料。
- 吸取足够的维生素D。户外阳光下运动可合成活性维生素D，有助于钙质吸收。也可适当食用高维生素D的食物，如添加了维生素D的牛奶、深海鱼等。50岁以上者，建议每天摄取超过1 000 mg的钙和800 IU的维生素D。狼疮病人如有光敏性皮炎则不宜暴露于阳光中，因此，建议可每日口服800国际单位的维生素D。

骨质疏松症是否无法医治

并不是。现在已有药物能防止骨质流失甚至令骨质增加，但需要长期服用才有效力。

如果已出现骨质疏松但没有发生骨折，医生会通过病人的年龄、家族史、疾病史、用药史、骨密度结果等评估未来骨折风险，提出是否需要治疗的建议。

如果有骨质疏松同时出现过脆性骨折，医生通常会推荐进行药物治疗。目前常用的药物有口服和静脉制剂，各有优势，需医患共同决策。

激素诱导的骨质疏松症（GIOP）有何特征

研究数据表明，糖皮质激素最常见的并发症前三位就包括了骨质疏松和骨折，而骨质疏松常常是引起骨折的原因，这也是我们反复强调要重视防治 GIOP 的原因。

激素诱导的骨量流失，无论是椎体还是髋部，都与激素治疗的累积剂量呈强相关性，即累积使用激素越多，骨量流失越严重，因此我们强调，在病情控制稳定的前提下，应尽可能地减少激素的使用量。研究数据表明，使用激素的病人发生骨折的风险大大升高，尤其是髋骨骨折和脊椎压缩性骨折的风险升高最明显。

与普通人群的骨质疏松引起的骨折不同，激素引起骨折的骨密度阈值更低。也就是说，激素引起的骨折特点是，在骨密度水平并没有那么差的情况下，就可以发生骨折。所以，GIOP 病人骨折发生率大大升高。使用激素的病人，在任一骨密度水平，都比未使用激素的人群骨折发生危险更高。

狼疮维持治疗，激素减量到小剂量维持，是否就相对安全

临床上，很多人理所当然地认为，小剂量应用糖皮质激素不良反应较小。而事实上，循证医学证实，激素没有安全剂量，即使是生理剂量也可以引起骨量减少，剂量越大，骨量丢失越多。

同时，也没有安全用法的激素，哪怕是呼吸科吸入制剂的激素，也可以导致病人多部位骨量丢失。即使是生理需要量相当于 $2.5 \sim 7.5$ mg/d 的泼尼松，也可以使髋部骨折的风险增加 77%，超过 10 mg/d 更是使髋部和椎体骨折的风险分别增加 7 倍和 17 倍。骨量丢失与激素使用疗程也有关。

因此，我们再三强调，在病情控制允许情况下，尽量减少激素使用剂量及疗程。临床上，狼疮病人在病情稳定的情况下，很多医生激素减量止步于泼尼松 $10 \sim 15$ mg/d 维持，实际上对骨量丢失的影响是非常大的。

狼疮病人使用激素治疗，如何防治 GIOP 的发生

美国风湿病学会（ACR）最早在 2001 年发布了 GIOP 防治指南，于2010 年重新更新，所有剂量范围、任何疗程的激素治疗都包括在内，也增加了骨折风险评估的内容，在药物使用方面也有更新。

ACR GIOP 防治指南

	2001 版	2010 版
激素治疗剂量及疗程	疗程≥3 个月，剂量≥5 mg/d	所有剂量范围，任何疗程（包括小于 1 个月的激素治疗）
骨折风险评估	无	使用 FRAX 评估骨折绝对风险，并将病人划分为高危、中危和低危
生活方式干预	所有病人	所有病人
药物治疗适应人群	骨密度异常（T 值 < −1）	无论骨密度高低，以下用激素者需行药物干预：①绝经期后女性及 50 岁以上男性；②绝经期前女性及 50 岁以下男性伴脆性骨折史者
推荐药物	一线用药：HRT、阿仑膦酸钠、利噻膦酸钠、雌激素；二线用药：降钙素	阿仑膦酸钠、利噻膦酸钠、唑来膦酸、甲状旁腺素
针对有生育可能性的女性	双膦酸盐慎用	预期用激素 >7.5 mg 3 个月以上者推荐用阿仑膦酸钠、利噻膦酸钠、唑来膦酸行药物干预

应根据年龄、激素使用情况、骨质疏松危险因素及骨折情况进行分组，决定治疗力度。

对于预期使用激素超过 3 个月的病人，无论激素使用剂量是多少，都应该给予生活方式干预。生活方式干预包括戒烟、避免过度饮酒、适度户外活动、适量运动及预防跌倒等。ACR GIOP 的指南推荐的生活方式干预措施，也包括了需要情况下钙剂和维生素 D 剂的补充。

相比仅补充钙剂，联合使用维生素 D，无论是普通维生素 D 还是活性维生素 D，对防治 GIOP 都具有更好的疗效。并不是所有的病人都需要使用活性维生素 D，当然，肾功能不全的病人可能更适合使用活性维生素 D。

使用激素病人，存在任一骨折风险因素且使用激素超过泼尼松 7.5 mg/d 且超过 3 个月，或存在两项及以上骨折风险因素，无论激素使用剂量疗程，除生活方式干预及补充钙剂、维生素 D 外，还推荐应给与双磷酸盐治疗。

　　使用双磷酸盐的时候，也应该监测可能出现的不良反应，包括胃肠道反应、类流感样症状、肾功能、颌骨坏死等。常用抗骨质疏松药物，口服的双磷酸盐，如阿伦磷酸钠，应注意胃肠道反应，病人应明确用药注意事项；注射的双磷酸盐，比较常见的是一过性的流感样症状，当然，也要关注肾功能情况；既往推荐使用降钙素，因为降钙素鼻喷剂会增加肿瘤风险，现在已不推荐用于骨质疏松的治疗；普通维生素 D 一般比较安全；活性维生素 D 使用过程应该注意血钙、尿钙的监测；钙剂尽可能与维生素 D 剂联用，有研究提示未与维生素 D 合用时有增加心肌梗死的风险。抗骨质疏松药物与狼疮用药联合使用，一般都比较安全。

　　总之，对于使用激素治疗病人，应常规给予生活方式干预，包括钙剂及维生素 D 剂的补充（医生评估需要时）。绝经前女性及小于 50 岁的男性一般并没有推荐常规抗骨质疏松治疗，对于绝经后女性及 50 岁以上的男性，根据激素使用剂量及是否存在骨折危险因素决定是否需要给予抗骨质疏松药物治疗。

补钙真的会引起肾结石吗

狼疮病人，无论是因为使用糖皮质激素防治骨质疏松需要，还是疾病本身影响，需要使用钙剂的病人较多。然而，很多病人担心补钙会引起肾结石，或者已经有肾结石的病人担心肾结石加重。那么，补钙是不是真的会引起肾结石或肾结石加重？

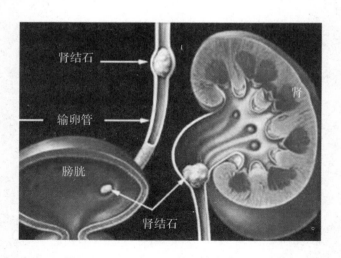

泌尿系结石（包括肾结石在内），形成的确切机制尚不完全明确，主要受到遗传、环境和营养等多种因素共同影响。

泌尿系结石大多为草酸钙结石（70%～80%）。已有的研究提示，草酸钙结石的形成主要取决于草酸浓度。虽然，泌尿系结石主要是草酸与钙结合而形成草酸钙结石，但是形成的关键不在于钙质摄入的多少，主要还是取决于草酸浓度的高低，在草酸钙结石形成机制中，草酸的作用要比钙质大得多。

即使不补钙，当草酸浓度过高，它也可以跟骨中释放的钙结合形成新的结石或使原有的结石增大。所以，限制钙的摄入量，并不能减少泌尿系结石的形成。

与此相反，低钙饮食会使多余的草酸盐进入血液，反而更容易引发泌尿系结石的发生。适当补钙，肠道中多余未吸收的钙与饮食中的草酸成分结合形成不吸收的草酸钙，减少了肠道来源的草酸吸收，反而可以预防结石的发生。

因此，合理补钙，并不会增加或加重泌尿系结石的发生。

有部分病人服用钙剂后会引起便秘的症状，也有部分病人易出现广东人说的"上火"的症状，对于这部分病人，改用咀嚼片或液体钙，可能对避免上述不良反应有所帮助。

三、免疫抑制剂及免疫调节剂认识的变迁

狼疮不是癌症，为什么也用抗癌药

到医院看病，一听说化疗，总是令人生畏。因为在大多数情况下，化疗是针对恶性肿瘤即癌症的一种治疗手段。许多狼疮病人到医院看病，阅读药物说明书，发现自己也在用抗癌药，也在化疗，往往是大吃一惊，难道红斑狼疮也是一种癌症？因此，有些病人精神压力增大，甚至发展为忧郁症。那么，狼疮是不是癌症？如果不是癌症，为什么也用抗癌药？

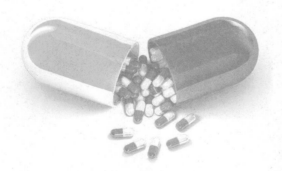

免疫细胞"调转枪头打自己"

红斑狼疮不是癌症，而是一种自身免疫性风湿病。风湿病并非刮风和潮湿所引起的疾病，而是指各种非感染和非肿瘤性因素导致的炎症性疾病，像红斑狼疮、类风湿关节炎、皮肌炎、血管炎、骨关节炎、痛风等，均属于风湿病的范畴。其中大多数的风湿病是自身免疫所导致的疾病。

自身免疫，简单的理解，就是免疫细胞"调转枪头打自己"。

人体的免疫系统就像一个国家的军队系统。正常情况下，其主要的功能是消灭外来的入侵者，如各种细菌病毒；器官移植的排斥反应也是免疫系统在排斥异体的一种反应；当体内有细胞发生变异，如出现癌细胞时，免疫系统也会对其发生作用，清除变异的细胞。

当免疫系统发生紊乱出现自身免疫时，就好比军队发生反叛，引起内讧。这种情况下，免疫细胞愈活跃，其杀伤力就愈大，病情就愈严重。所以，需要用抗癌药来杀灭这些"反叛"的免疫细胞。

什么情况下需要用抗癌药

用抗癌药治疗红斑狼疮，是近30年红斑狼疮治疗学的一大进步。20世纪50年代以前，红斑狼疮几乎是"不治之症"。50年代初，开始使用激素治疗红斑狼疮，使许多病人的急性症状得到控制，因此延长了寿命。但激素不能从根本上缓解红斑狼疮的病情，只能减轻炎症损伤，让病人在病痛中多挣扎几年。80年代后期，抗癌药开始运用于治疗红斑狼疮病人，使疗效明显提高。经过十余年的临床研究和经验总结，近几年治疗红斑狼疮的目标已经由过去的"延长寿命"转变为"诱导缓解"，让红斑狼疮病人的病情达到完全缓解，可像正常人一样生活，享受人生。

如果将人体比作一座城市，自身免疫细胞就是恐怖分子，人体自身的调节功能是保安人员，激素是消防部队，抗癌药是武警部队。非常轻型的红斑狼疮，就像城市里有几个疯子在捣乱，保安人员足以对付；如果疯子放火烧房屋，则需要消防部队去灭火；如果许多恐怖分子到处放火，只靠消防部队去灭火就不能从根本上解决问题，消防部队只能延缓和减轻城市的损害，如果不调动武警部队去镇压恐怖分子，这座城市最终会变成废墟。危重的红斑狼疮，就像整座城市充满恐怖分子（自身免疫细胞），只靠消防部队（激素）根本就不能起作用。

所以病情比较重的红斑狼疮病人需要用抗癌药治疗，病情轻的则不需要。由于轻型的红斑狼疮可以因为感冒、过敏或无原因地突然病情加重，所以，病人必须定期检查，一旦病情有变化，就需要调整治疗方案。

为什么抗癌药能杀灭"反叛"的免疫细胞

正常情况下，人体各个部位的细胞数量保持相对恒定，细胞的新陈代谢、增殖和衰老死亡保持在平衡状态。所谓癌症，就是体内某个部位或某种细胞发生变异，出现异常活跃的增殖，就形成了肿瘤。抗癌药的治疗机理就是杀灭那些异常活跃的细胞。

从红斑狼疮自身免疫的病理机制来看，红斑狼疮病人体内针对自身的免疫细胞非常活跃，增殖速度快，产生大量的自身抗体，而损害身体的各个脏器。由于抗癌药对增殖活跃的细胞具有强烈的杀伤力，所以能杀死人体内针对自身的免疫细胞，从而控制红斑狼疮的病情。

由于增殖愈活跃的细胞，对抗癌药就愈敏感，而增殖不活跃的细胞，对抗癌药就不敏感，所以，人体内绝大多数正常组织的细胞不会被抗癌药伤害。抗癌药对人体正常细胞的损害主要是引起白细胞减少和损害性腺。白细胞减少一般在停药后 2 周左右恢复，而性腺损害将导致不育和提早步入更年期。

免疫抑制剂治疗狼疮的效益与风险

许多自身免疫性疾病包括狼疮已经由"不治之症"转变为"可治之症"，这其中免疫抑制剂功不可没。免疫抑制剂的抗风湿作用地位，已经由二线药转变为一线药。在类风湿关节炎（RA）的治疗中，直接确立甲氨蝶呤（MTX）为"锚锭药"。大海行船一旦起航就要把锚锭收起来，船停下时把锚锭放下，行船不能拖着锚锭走。RA 一旦需要用药，就应该用上 MTX，把其他药物减停后，最后减停 MTX。随着狼疮达标治疗理念以及激素"零用药"的提出，狼疮不管是诱导缓解阶段还是维持治疗阶段，大家越来越认为应该立足于免疫抑制剂治疗，而不应长期依赖激素维持。免疫抑制剂极大改变了自身免疫病的预后。然而，大多数病人甚至医生对免疫抑制剂仍然陌生。

细胞毒免疫抑制剂

风湿免疫科使用的细胞毒免疫抑制剂主要是环磷酰胺（CTX）和 MTX。笔者常称之为治疗风湿免疫病的"two - TX"，如果熟练掌握好这"two - TX"，对风湿免疫病免疫治疗的难点就会心里更有数。

"two - TX"都是超过半个世纪的老药，都是属于抗癌药的系列，价格也都非常便宜，每月只需十几到几十元，而疗效又是其他抗风湿药无法替代的。尤其是 MTX，笔者常将其喻为抗风湿药物中"家庭成分不好（抗癌药家族成员）的高富帅（安全、高效、廉价）"。

MTX 是风湿科应用最广、价格非常低廉的老药，1948 年，以治疗白血病为适应证上市，近 70 年来一直是重要的抗癌药之一。美国食品与药品管理局（FDA）于 1971 年批准小剂量 MTX 治疗银屑病；1988 年，又批准其治疗 RA。作为抗癌药，MTX 每次使用剂量为 1 000～3 000 mg；而作为抗风湿药，MTX 每次剂量为 7.5～35 mg（在中国人群，通常是 10～20 mg），只有抗癌剂量的百分之一。随着小剂量 MTX 在风湿免疫科的广泛应用，其疗效好、起效快、耐受性好，效益/毒性之比令人满意。在过去的十几年里，MTX 是美国风湿科医生处方频率最高的药物之一。而今，MTX 不但被用于治疗 RA，也用于治疗其他自身免疫性疾病。MTX 对免疫相关的关节炎、皮肤病变及浆膜炎有特别的疗效。

笔者认为，MTX 对各种需要使用激素的自身免疫性炎症病变均有疗效，如果没有使用 CTX 的指征，几乎均可以考虑是否使用 MTX，MTX 至少可以发挥"激素助减剂"作用，帮助减停激素。近 20 年来，笔者所在医院已将注射 MTX 作为系统性红斑狼疮、皮肌炎、血管炎等风湿病的常规用药，并获得良好的临床疗效。最近，国际儿童关节炎与风湿病研究协作组推荐儿童中重度皮肌炎的 3 个治疗方案中均包含了 MTX，并明确指出其用法为皮下注射，如果没有针剂则改口服。这是国际上第一个将 MTX 列为非 RA 风湿免疫病首选药物的治疗方案，也是第一个将皮下注射作为首选的 MTX 给药方式。

经典且权威的风湿病学教材《凯利风湿病学》第 8 版在狼疮章节中也加入了 MTX 治疗狼疮的段落，在该段落写道："该药在 SLE 的治疗中推荐用于疾病的关节和皮肤表现以减少激素用量。研究显示，每周 15～20 mg 治疗 6 个月能有效控制疾病活动，并且可使糖皮质激素剂量减低。"

其实笔者的经验，MTX 不单是在皮肤关节病变有效，对于狼疮轻微的尿蛋白，MTX 临床观察效果也是不错的。甚至对于病情较重的狼疮病人，我们使用 MTX 联合其他更强效的免疫抑制剂，可以增强其效果，更有利于病情的控制。

MTX 治疗自身免疫病的常规剂量为 10～20 mg，每周 1 次。最常见的不良反应是胃肠道反应和头晕、乏力，通常发生在用药后 2 天内，第 3 天开始消失，严重者可以将等量药物分次使用。少数病人出现轻度肝酶增高，通常停药后数周恢复。极个别病人出现严重骨髓抑制和 MTX 肺炎，需要停药和对症治疗。补充叶酸可以降低 MTX 的不良反应，而不降低其疗效。

MTX 可以口服给药，也可以皮下或肌内注射给药。笔者的经验和近年的文献均认为，MTX 注射给药在疗效和安全性方面均显著优于口服给药，只是不太方便。作为抗风湿药，MTX 注射给药时需要特别注意剂量为 10～20 mg，每周 1 次。要特别注意的是，MTX 注射剂有多种规格：5 mg、

50 mg、100 mg、500 mg、1 000 mg。高剂量的剂型是用于抗肿瘤治疗，并需要四氢叶酸解救。抗风湿治疗使用低剂量，在处方和注射时一定要核对好，以免发生危险。

CTX 是重症自身免疫病诱导治疗最重要的药物。对各种重症的风湿免疫病，如危重的系统性红斑狼疮（SLE）、中性粒细胞胞浆抗体（ANCA）相关微小血管炎等，它常具有挽救生命的作用；而对顽固性病症，它可以在较大程度上逆转或阻止慢性病变的发展，防止脏器的慢性功能衰竭。

治疗自身免疫病，CTX 多采用静脉注射给药（IV－CTX）。经典的给药方案是美国国立卫生研究院（NIH）治疗狼疮肾炎方案和欧洲治疗 SLE 方案。美国 NIH 治疗狼疮肾炎方案是 IV－CTX 剂量 1 000 mg/m^2 体表面积，每月 1 次，连续 6 次之后改为每 3 个月 1 次，持续 2～3 年。欧洲治疗 SLE 方案是 IV－CTX 剂量 500 mg，每 2 周 1 次，连续 6 次之后改为口服硫唑嘌呤（AZA）或吗替麦考酚酯（MMF）。这种以固定治疗方案为中心的治疗模式，并不适合临床高度异质性的 SLE，更不适合全部自身免疫病病人。我们的病人都不是"标准化"的病人，由于病情的轻重缓急，体质耐受性和对药物的敏感性，还有各种不同的并发症等，教条地应用美国方案或欧洲方案，均不能让我们的病人获得最大的疗效和安全性。

IV－CTX 最大的优点就是可以灵活掌握给药剂量和给药间隔期。只要做足了感染的预防，干细胞移植预处理剂量的 CTX（10 g，分 3 日给药）也只是骨髓抑制和感染，并不引起肝肾功能或神经系统的损伤。治疗自身免疫病所用的 CTX 远远低于干细胞移植的预处理剂量，所以，每次给药的剂量和间隔期主要是根据病人当时的病情严重程度、体质耐受程度、感染的威胁程度三者进行权衡。可以是 200 mg 隔日 1 次，400 mg 或 600 mg 每周 1 次或隔周 1 次，800～1 200 mg 隔周 1 次、每 3 周 1 次、每 4 周 1 次、每 3 个月 1 次等。更危重的病人，甚至也可以是首剂 400 mg 或 600 mg，随后 200 mg 隔日 1 次。也可以开始时 200 mg 每日 1 次，几次后改隔日 1 次。IV－CTX 的剂量密度与疗效有关，也与近期不良反应有关，在权衡好疗效和安全性的前提下，对于有经验的专科医生，IV－CTX 可以没有固定的给药剂量和间隔时间。

如果说疾病的严重程度是我们确定是否需要使用 IV－CTX 的前提，骨髓抑制和感染的威胁则是我们确定能否使用和给药剂量的条件。在 IV－CTX 期间要注意监测血白细胞，尤其是在治疗初期和增加剂量时，并且时刻警惕感染的威胁。

西方国家的资料显示，CTX 治疗风湿免疫病诱发出血性膀胱炎的概率高达 2%～40%。而国内 CTX 诱发出血性膀胱炎事件非常罕见，尤其是在治疗初期几乎不发生出血性膀胱炎。笔者见过的 5 例血性膀胱炎，4 例口服 CTX 者中，1 例累积剂量超过 70 g，3 例超过 100 g，1 例 IV－CTX 累积剂量超过 100 g。3 例在发生血尿后及时与医生沟通，及时停用 CTX 而自愈，2 例出现间歇性血尿后仍继续口服 CTX，导致 1 例出血性膀胱炎迁延 3 个多月后才止血，另 1 例膀胱切除。

运用 IV－CTX 治疗自身免疫病时，其中一个重要的远期不良反应是性腺毒性，女性卵巢损害和男性精子减少或无精。女性卵巢损害可以通过月经状况监测，通常与年龄和 CTX 累积剂量有关。低龄者可以耐受较高的 CTX 累积剂量，年龄较高者更加容易发生卵巢衰竭。接受 CTX 治疗的男性出现生育能力下降是肯定的，但目前尚无规律可循。

非细胞毒免疫抑制剂

治疗狼疮常用的非细胞毒免疫抑制剂包括 AZA、MMF、来氟米特（LEF）、环孢素（CsA）和他克莫司（FK506）。如果说细胞毒免疫抑制剂的作用点在原始免疫细胞的产生和增殖，是免疫炎症的源头，有利于免疫重建，那么非细胞毒免疫抑制剂的作用点偏后，AZA 和 MMF 通过抑制嘌呤合成，影响淋巴细胞增殖；而 CsA 和 FK506 则是作用在细胞因子，是免疫炎症过程的中间环节，可以有效抑制免疫炎症的损伤。在控制病情后，细胞毒免疫抑制剂减停药后持续缓解的时间会更长，而非细胞毒免疫抑制剂减停药后持续缓解的时间会比较短。这一推理与临床所见不谋而合。CsA 或 FK506 减停药后常常发生病情复发，甚至反跳；AZA 或 MMF 诱导缓解的病人，在减停药后病情持续缓解的时间不如 CTX 或 MTX 治疗者。

CsA 与 FK506 同属钙调磷酸酶抑制剂，药理作用相似。FK506 作为第二代钙调磷酸酶抑制剂，不良反应低于第一代钙调磷酸酶抑制剂 CsA。由于停药复发现象比较突出，笔者不主张单独使用钙调磷酸酶抑制剂治疗自身免疫病，而是以小剂量（如 CsA 100 mg/d 或 FK506 2 mg/d）与其他免疫抑制剂联合使用。在控制病情后先撤停钙调磷酸酶抑制剂，再撤停其他免疫抑制剂。器官移植抗排异的治疗常用 MMF 与 CsA 或 FK506 联合用药，治疗 SLE 的学者们也建议这种联合用药，称为"多靶点治疗"。MMF 与 CsA 或 FK506 联合用药效果显著优于单用 MMF 治疗。近几年笔者常常将 CTX 或 MTX 与钙调磷酸酶抑制剂组成联合用药方案，也获得很好的效果。

器官移植抗排异的治疗与自身免疫病的治疗有许多相似之处，可以相互借鉴，但二者又有根本上的不同。排异反应者自身的免疫系统是正常的，只需抑制自身正常的免疫反应，减轻其排斥移植脏器的能力，所以用药的作用点是免疫炎症的中间环节，抑制淋巴细胞增殖和细胞因子。而自身免疫病病人的免疫系统是异常的，用药的作用点是免疫炎症的前端，靠近干细胞的层面，希望它产生免疫重建。所以，自身免疫病主张用细胞毒药物，而器官移植抗排异的治疗不用细胞毒药物。

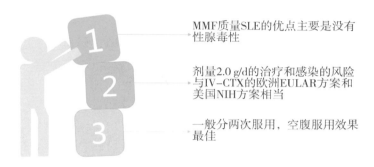

MMF质量SLE的优点主要是没有性腺毒性

剂量2.0 g/d的治疗和感染的风险与IV-CTX的欧洲EULAR方案和美国NIH方案相当

一般分两次服用，空腹服用效果最佳

顾忌 CTX 性腺毒性的重症 SLE 霉酚酸酯/吗替麦考酚酯（MMF）

MMF 是近十几年比较热门的治疗狼疮肾炎药物。普遍认为，MMF 剂量 2 g/d 的疗效和感染的安全性与 IV-CTX 的美国方案（每月 1 次 1 000 mg）或欧洲方案（每 2 周 1 次 500 mg）相当。如果病情比较重，需要更强化的治疗，则建议用 IV-CTX。IV-CTX 的优势是可以根据病情需要增加剂量，而 MMF 则无法增加剂量。MMF 的优势是没有性腺毒性。所以，对于担心 IV-CTX 发生性腺毒性的病人，如果病情不太严重，则可以选用 MMF。

LEF 是一种新型的非细胞毒免疫抑制剂，于 1998 年 9 月获得美国 FDA 批准后，相继在欧美等地上市，其在狼疮肾炎治疗的有效性和安全性已被较多临床试验证明。该药物对于轻中度狼疮肾炎有一定的疗效，但其作用弱于 CTX 和 MMF，对于较重的狼疮肾炎，笔者推荐应优先选择 CTX 或 MMF。相比 CTX 和雷公藤，LEF 对性腺的抑制较少。但治疗时我们需要注意观察血压的变化，因为有部分病人服药期间会血压升高。LEF 的常见不良反应是白细胞减少和转氨酶升高，因此治疗过程同样需要注意监测肝功能和血常规。

AZA 是在西方国家很受推崇的免疫抑制剂。但有少数中国病人在口服硫唑嘌呤 3 周左右时，出现严重骨髓抑制和秃发的副作用，甚至可导致病人死亡。风湿免疫科使用 AZA 之前必须先检测 TPMT（硫嘌呤甲基转移酶），如有条件应先行 TPMT 筛查再开始用药，有利于筛查出可能对硫唑嘌呤副作用明显的病人，对于这部分病人应尽量避免应用该药。目前，许多医院还没有开展这个检测项目，所以，目前使用硫唑嘌呤仍存在较大的用药风险，应密切监测血常规的变化。

雷公藤制剂

雷公藤是我国传统医学用于治疗风湿病有效的药物。虽然雷公藤制剂尚未进入国际市场，尚未被西方的临床医生所认可。但在我们的经验中，雷公藤制剂对 SLE 和血管炎方面的疗效仅次于 CTX，对关节炎的疗效仅次于 MTX。雷公藤的抗风湿作用优于抗疟药和柳氮磺吡啶，甚至不亚于硫唑嘌呤。在风湿免疫科医生心目中，雷公藤属于植物药免疫抑制剂，因此在这里一并讨论。

雷公藤突出的不良反应是性腺毒性，长期使用可以导致女性卵巢早衰和不育，男性不仅是不育，还导致性能力下降，男性长期使用雷公藤甚至可以导致"去势"的结局。因此，雷公藤制剂的适应证应该严格掌握，仅用于更年期以后的女性风湿病病人，老年男性使用雷公藤制剂需要告知性功能抑制的问题。年轻病人使用雷公藤需要限制疗程，不宜超过 3 个月。

综上所述，免疫抑制剂是目前自身免疫病诱导和维持治疗最重要的一大类药物。细胞毒免疫抑制剂 CTX 和 MTX 作用强，但要注意监测不良反应，尤其是 CTX 的骨髓抑制和感染。MMF 的优势是没有性腺毒性。CsA 或 FK506 建议与其他免疫抑制剂联合使用。需要重视 CTX 和雷公藤的性腺毒性问题。

常用免疫抑制剂不良反应及监测

免疫抑制剂被广泛应用于狼疮的治疗，主要期望可以达到以下一个或多个目标：①诱导或维持疾病缓解；②减低疾病活跃或复发的频率；③助减激素。对免疫抑制剂的风险，具体应该如何进行不良反应监测，下表是笔者根据临床指南和管理推荐以及相关文献对常用免疫抑制剂不良反应及监测内容进行的总结。

常用免疫抑制剂不良反应及监测

药物	不良反应	监测
糖皮质激素	高血压，高血糖，高血脂，白内障，骨质疏松	定期血压监测，血糖，血脂，眼科检查，每半年至 1 年行骨密度测定
甲氨蝶呤	骨髓抑制，肝毒性	全血细胞计数，转氨酶，肌酐，每 1～2 个月 1 次
羟氯喹	黄斑损害	检眼镜及视野监测，每年 1 次
硫唑嘌呤	骨髓抑制，肝毒性，淋巴组织增殖性疾病	全血细胞计数，转氨酶，每 1～2 个月 1 次，起始及调整剂量时全血细胞计数应每 1～2 周 1 次）
环磷酰胺	骨髓抑制，骨髓增殖性疾病，出血性膀胱炎，膀胱癌，其他肿瘤	全血细胞计数，尿常规每 2 周 1 次；转氨酶，每 1～2 个月 1 次
环孢素及他克莫司	肾功能不全，贫血，高血压	血压和肌酐每月 1 次（调整剂量时每 2 周 1 次），定期全血细胞计数，血钾，转氨酶

续上表

药物	不良反应	监测
来氟米特	腹泻，脱发，肝毒性	全血细胞计数，转氨酶，肌酐，每1～2月1次
吗替麦考酚酯	增加感染风险，肝肾功能损害	全血细胞计数（第1个月每周1次，第2、3个月每月2次，而后每月1次），肝肾功能每月1次

　　需要指出的是，以上内容属于总体原则，每个病人因个体情况差异及对药物耐受性不同，具体监测情况会根据临床情况略有调整和不同。

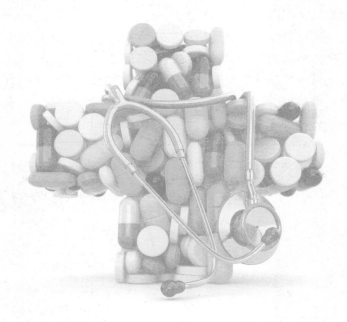

最强药物环磷酰胺的不良反应及对策

　　环磷酰胺（CTX）于 1948 年上市，很快就被引入到狼疮的治疗中。对治疗重症狼疮，CTX 具有挽救生命的作用；而对于顽固性病症，它可以在较大程度上逆转或阻止慢性病变的发展，防止脏器的慢性功能衰竭。时至今日，70 年过去了，新药层出，但是 CTX 治疗狼疮最强药物的地位，依然没有其他药物可以撼动。然而，在狼疮治疗中，CTX 又是最具争议性的药物之一。它在给病人带来获益的同时，又是一个较强的细胞毒免疫抑制剂，具有严重的近期和远期毒副作用。因此，科学认识环磷酰胺的毒副作用及掌握相应的对策，有利于提高临床治疗效果。

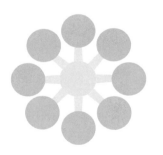

性腺抑制：月经不规则、闭经等
骨髓抑制：白细胞降低
肝脏损害
诱发感染
出血性膀胱炎（中国人少见）
胃肠道反应：恶心、呕吐等
脱发
远期肿瘤：皮肤癌、膀胱癌等

环磷酰胺常见副作用

环磷酰胺的不良反应及对策

（1）感染。感染是 CTX 最严重的不良反应，也是治疗风险之所在。随着狼疮治疗手段的发展，因病情死亡的病例呈下降趋势，但死亡因素分析结果显示，在狼疮病人死亡的原因中，感染因素越来越靠前。感染的原因除了因为免疫紊乱引起病人抵抗力下降，很大程度上与 CTX 的治疗有关。因此，在应用 CTX 之前，须常规排除结核病、乙肝等潜在的慢性感染。在 CTX 治疗中，如出现发热等感染症状，应积极使用足量、有效的抗生素，并注意在使用或更换抗生素时做细菌学检查，如血培养、痰培养等。同时，警惕真菌、病毒、寄生虫及条件致病菌的感染。

粒细胞减少是感染不易控制的原因，因此，在 CTX 治疗期间，尤其在出现感染时，须重视纠正粒细胞减少症。

结核病在我国是常见病，用 CTX 等免疫抑制剂治疗者更应警惕结核杆菌感染。在应用免疫抑制剂前，应常规行结核筛查，对存在结核者，应给予相应的治疗。

带状疱疹是应用免疫抑制剂治疗的狼疮病人常见的病毒感染，并没有预兆，一旦出现，应立即使用抗病毒药物，并暂停免疫抑制剂。

（2）骨髓抑制。骨髓抑制主要是粒细胞系统受抑制，即在检验单中看到的白细胞（WBC）下降及中性粒细胞（NEUT）下降。骨髓抑制与 CTX 的剂量有关，也与病人个体敏感性有关。粒细胞数可被用于指导确定治疗的剂量和冲击间隔期。在一次大剂量治疗后 3 天左右粒细胞开始下降，第 7～14 天降至最低点，21 天左右可恢复到治疗前水平。因此，若本次冲击治疗粒细胞低于 $1.5 \times 10^9 \, L^{-1}$，下一次冲击剂量需要减少；若冲击治疗后 14 天，白细胞计数低于 $2.0 \times 10^9 \, L^{-1}$，冲击治疗的间隔期必须 3～4 周，而不宜 2 周。粒细胞计数低于 $1.0 \times 10^9 \, L^{-1}$ 或白细胞计数低于 $2.0 \times 10^9 \, L^{-1}$，需要使用升白细胞的药物治疗。

（3）胃肠道反应。一次大剂量 CTX 治疗后，约半数病人出现胃肠道反应，主要是上腹胀、食欲下降等，严重者可出现恶心，甚至呕吐。胃肠道反应一般 3 日可恢复，少许持续时间可更长。严重者可给予止呕药对症处理。

（4）膀胱毒性。国外文献资料提示，国外 CTX 治疗后出血性膀胱炎较多见，但国内较为少见。在使用 CTX 期间，鼓励病人多饮水，勤排尿，可以降低药物代谢产物在膀胱内的浓度及持续时间，有利于降低膀胱毒性。

（5）脱发。脱发与剂量及个体耐受性有关，一般为暂时性脱发。目前并没有什么药物可以防止 CTX 所致的脱发，实际上也没有必要在脱发问题上纠结，因为，随着 CTX 的减量和延长冲击间隔期后，毛发便会迅速生长。

病人充分了解这一点就可以消除恐惧和担忧，必要时可暂时使用假发，解决外貌问题。

（6）性腺抑制。狼疮病人以育龄期女性多发，因此，性腺抑制一直是临床制约 CTX 使用的不良反应。性腺抑制可使男性精子数量和功能降低，女性提前闭经。接受治疗的女性，年龄越大，提前闭经的危险性就越高。部分病人在使用 CTX 后出现闭经，如果及时停药，月经常可恢复正常，如果继续用药，可导致严重的卵巢功能抑制、不可逆的闭经，病人提前进入更年期。因此，在使用 CTX 治疗时，除了注意骨髓抑制和感染，必须考虑其性腺抑制的危害。性腺抑制一般不直接影响病人生命，但会严重影响病人的生活质量，影响年轻女性正常结婚生育。

（7）远期的致癌作用。CTX 具有远期致癌作用，与累积剂量有一定关系。主要是膀胱癌和血液系统肿瘤，尤其淋巴瘤。不过 CTX 的致癌作用主要见于长期口服 CTX 的病人，静脉间歇脉冲式应用的病人，加上充分的水化，极大地降低了肿瘤的发生风险。临床上治疗狼疮不必过分担心远期致癌不良反应，而应该考虑病情是否需要持续使用环磷酰胺，在病情控制后，尽快使用其他免疫抑制剂接替 CTX。

小剂量环磷酰胺治疗或可降低不良反应

国内外不少学者探讨了小剂量 CTX 对狼疮的治疗，发现小剂量冲击（400～500 mg 每 1～2 周 1 次），对狼疮肾炎及狼疮脑病等病人的疗效与大剂量冲击（800～1 200 mg，每月 1 次）的疗效相当，而且常见的不良反应的发生率明显降低。小剂量 CTX 治疗，或许是一种可以降低不良反应的用药方法。

环孢素和吗替麦考酚酯：从风湿神药，回归到良药

20世纪90年代初，环孢素（CsA）曾经被视为治疗狼疮肾炎的"神药"，后来几乎被业界打入"冷宫"，实际上它是个好药。21世纪初，吗替麦考酚酯（MMF）也曾经被视为治疗狼疮肾炎的"神药"，后来不"神"了。两个曾经的狼疮肾炎"神药"，如今该如何准确定位，值得我们思考。

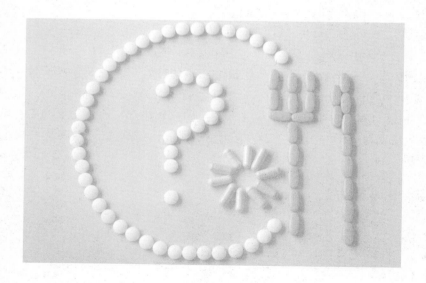

CsA："神药"之后多年的沉闷

1990年前后，CsA作为器官移植抗排异的药物，也被用于肾科和风湿免疫科，治疗狼疮肾炎和类风湿关节炎，确实有很好的疗效。由于没有骨

髓抑制的副作用，在消除尿蛋白方面更有优势，迅速成为当时治疗狼疮肾炎的"神药"。当时，相关学科的国际、国内学术会议，学术期刊、顶级专家们的学术报告均高度赞扬 CsA 治疗狼疮肾炎的疗效。

1992 年，中山医科大学附属第一医院成立了风湿免疫病专业组。很快我们发现，CsA 在狼疮肾炎消除尿蛋白方面确实是有优势的，但是减停 CsA 后病情反跳也很常见。而且部分病人的病情反跳用大剂量激素和环磷酰胺（CTX）都难以补救。我们感受到了学术会议和高级学术期刊上的观点与我们实际临床所见存在差异。

这一年，一个极端的病例震撼了我：一位木匠的妻子患狼疮肾炎，门诊医生给她吃了半年 CsA，控制得很好。可是经济上难以继续维持昂贵的治疗。停药半个多月后就发生了狼疮脑病，双目失明，用激素和 CTX 冲击治疗均无效，再用回 CsA 又有效。最后她拒绝用药，说病了这么多年，把家里的钱都用光了，家人还要继续过日子，她不想拖累这个家庭……

这个病例给我很大的震撼，让我一直反感那些疗效有限而价格又非常昂贵的药物。我们总结了 CsA 在狼疮肾炎的经验，提出 CsA 停药后病情反跳的现象和防止 CsA 停药反跳的治疗措施，发表在 1994 年的《中华内科杂志》。

20 世纪 90 年代末，CsA 治疗狼疮肾炎的弊端逐渐显现出来，CsA 的原厂家也逐渐停止了其学术推广。加上另一个器官移植药 MMF 上市，吸引了业界的注意力。于是，CsA 在狼疮肾炎治疗"神"了 10 年后，突然冷却，沉默至今。

事实上，90 年代，过度拔高 CsA 不妥，但它毕竟是一个有效的非细胞毒免疫抑制剂，消除狼疮肾炎的尿蛋白是其强项，治疗狼疮的血液系统损害也是它的长处。如果随波逐流，拒绝 CsA，我们就少了一个很好的治疗武器。

MMF："神药"之后回归理性

MMF 也是一种非细胞毒性免疫抑制剂，于 1995 年获得美国 FDA 批准用于预防肝、肾或心脏移植病人发生排斥反应。从被应用于移植后，即有小样本试验研究以 MMF 治疗使用激素或 CTX 疗效不佳的狼疮病人。

MMF 作为免疫抑制剂，面世后逐渐被用于治疗狼疮，是肩负着替代 CTX 的重任的。毕竟 CTX 虽然在治疗狼疮中具有很强的作用，但其性腺毒性等副作用被诟病也非一朝一夕了。随后的许多临床随机对照研究陆续证明 MMF 较 CTX 治疗狼疮肾炎的诱导缓解与维持治疗，疗效相近而副作用更少，尤其没有性腺损害的毒副作用。

全球的风湿免疫学界为之雀跃，我们终于拥有了另一个治疗狼疮的利器，并且毒副作用较低。当时，从国际红斑狼疮学术会议、美国风湿病学（ACR）年会、欧洲风湿病学（EULAR）年会、亚太区风湿病学（APLAR）年会等的交流中，以及在一些迁移到美国、加拿大、欧洲等国继续治疗的狼疮肾炎病人中，均可得知，世界各国的风湿科和肾科医生，均普遍在运用 MMF 治疗红斑狼疮。

步 CsA 的后尘，基于以上研究结果，MMF 上市后，也在相关学科的国际、国内学术会议，学术期刊、顶级专家们的学术报告上，被过分推高了其治疗狼疮肾炎的作用，包括国际上最高级的医学期刊也宣称，在治疗狼疮肾炎的疗效和感染的安全性方面，MMF 均优于 CTX。

但是在临床实际应用中，我们发现 MMF 在疗效和感染的安全性方面均不优于 CTX，只是没有 CTX 的性腺毒性。于是我们在各种学术会议上，提出非主流观点：MMF 的优势不在于疗效和感染的安全性，而在于没有性腺毒性。

2007 年 10 月，厂家突然宣布停止 MMF 在非移植领域的学术推广，这是因为美国 FDA 要求厂家中止一项旨在申请 MMF 治疗狼疮肾炎适应证的临床研究，并停止其不恰当的推广宣传。当时一项旨在申请"MMF 治疗狼疮肾炎适应证的研究"在中期总结时发现：治疗狼疮肾炎的疗效和安全性方面，MMF 均不优于 CTX，虽然没有统计学意义，但在绝对数字上，MMF 还劣于 CTX。这一事件震惊了风湿免疫科和肾脏科，因为多年来美国的、欧洲的、中国的大型学术会议都肯定了该药，不少顶级医学期刊也有随机对照研究的证据，指出用 MMF 治疗狼疮肾炎是有循证医学的证据的。这个事件诱发了大家的思考：难道循证医学也有错？

2007 年至今又过去了 10 年，MMF 仍然是治疗狼疮肾炎的一个重要药物，只是定位更加准确，去除了"盲目拔高"的商业炒作。

CsA：抗风湿的良药，关键是怎么用

20 世纪 90 年代，CsA 治疗狼疮肾炎的思路不太准确需要完善。

（1）起始剂量比较大。3 ～ 5 mg/（kg·d），通常成年人是 150 ～ 250 mg/d。同时强调密切检测血药浓度，参考肾移植所需的血药浓度。那时候的观点认为，如果没有达到抗排斥所需要的 CsA 血药浓度，疗效不佳，而超过安全的血药浓度又会出现风险。所以非常强调血药浓度的检测。实际

上，CsA 的抗风湿作用并不是"全或无"，不需要达到某一个血药浓度。血药浓度过高不只是发生肾脏相关毒性和感染，还会出现严重的中枢神经系统症状，甚至昏迷或死亡。较大剂量 CsA，与肾毒性相关的副作用明显，如高血压、高血钾、高尿酸、肾功能损害等；非肾毒性相关的副作用也常见，如感染、牙龈增生、体毛增多。

（2）CsA 被作为一线主流药物，单独用于治疗狼疮肾炎不合适。这是 CsA 减停药后发生病情反跳的主要原因。1994 年，我们提出：在 CsA 减药时加上 CTX，使用 2～3 次 CTX 后才把 CsA 停下来，就不会发生病情反跳风险。1995 年《新英格兰医学杂志》发表关于 CsA + 甲氨蝶呤（MTX）治疗类风湿关节炎的文章，我们开始运用这个方案，获得很好的效果。

尽管 90 年代末 CsA 几乎淡出风湿免疫科，但我们已经认识了 CsA 的客观价值：是个好药，但不是"神药"。

1992 年，中山医科大学附属第一医院成立风湿病专业组之初的相当一段时间，医院没有 MTX 片剂，我们参考文献，给一些 VIP 的类风湿关节炎患者使用 CsA，获得很好的疗效，但停药 2～3 周后几乎都出现病情复发。参考《新英格兰医学杂志》的文章，1995 年，开始对 MTX 治疗效果欠佳的类风湿关节炎加用 CsA，获得较好的效果，控制病情后，先撤停 CsA，就不出现反跳现象。CsA 是抑制细胞因子，所以减停药后较快复发或反跳，类风湿是这样，狼疮也是这样。

MTX 和 CTX 是抑制细胞增殖，所以停药后的后续疗效较长。CsA 应该减量，并作为辅助 MTX 或 CTX 的药物。20 世纪 90 年代，CsA 使用的问题在于将 CsA 误作为主流药物，单独用于治疗狼疮肾炎，导致停药病情反跳现象。

01　CsA是非细胞毒免疫抑制剂，与MTX或CTX联合使用可以显著提高MTX或CTX的疗效。

02　而且CsA在减轻狼疮肾炎蛋白尿&血液系统损害方面有优势。

03　但是，CsA不要单独使用，因为其停药时如果没有其他免疫抑制剂会出现病情迅速反跳。

04　使用过程需要注意肝肾功能、血压、尿酸、血钾等；感染方面副作用同其他免疫抑制剂，注意测量血压。

环孢素 A（CsA）在 SLE 的应用

CsA 治疗狼疮再认识

CsA 抗风湿作用并不是"全或无"，不需要达到某一个血药浓度，所以建议使用小剂量。通常剂量为：50 mg 每天 2 次，相当于 2 mg/（kg·d）[90 年代推荐的剂量是 3～5 mg/（kg·d）]。CsA 作为辅助药物，当 MTX 或 CTX 显得作用不够时，加用 CsA。目前国产 CsA 50 mg 每天 2 次，每月药价 400 元左右。

静脉使用 CTX（IV – CTX）的病人，什么时候加用 CsA

许多狼疮肾炎预后因素的研究显示，狼疮肾炎大量蛋白尿持续 3 个月不能获得有效控制，是预后不良的独立危险因素。狼疮肾炎病理显示 V 型的病人，多数临床表现为肾病综合征，单独使用 IV – CTX 往往效果不理想，主要表现为顽固性蛋白尿。降低尿蛋白是 CsA 的强项，CsA 治疗 V 型狼疮肾炎和顽固性蛋白尿，是医学界始终没有改变的观点。因此，当狼疮肾炎使用激素 + IV – CTX 后，如果蛋白尿下降还不理想时，就应该考虑加用 CsA。

许多重症红斑狼疮、血管炎，各种系统损害为主的自身免疫性疾病，常常需要 IV – CTX 治疗。但在临床上，IV – CTX 仍觉治疗力度不够，再加大 CTX 剂量担心骨髓抑制，这时加用小剂量 CsA 50 mg 每天 2 次常可以获得更好的疗效。

MTX 治疗的病人，什么时候加用 CsA

多年来，我们很推荐"MPH"方案：M——MTX（甲氨蝶呤）+ P——Prednisone（泼尼松）+ H——Hydroxychloroquine（羟氯喹）。"MPH"是治疗中 – 轻型红斑狼疮的基础用药，也常常是重症红斑狼疮使用 IV – CTX 诱导之后的接替方案。

而"MPC"方案作用范围更广，免疫治疗作用更强：M——MTX（甲氨蝶呤）+ P——Prednisone（泼尼松）+ C——Cyclosporine（环孢素）。

MMF 能取代 CTX 吗

MMF 自从进入风湿免疫科开始，就一直试图取代 IV – CTX 治疗狼疮性肾炎的地位，但一直都没法取代。MMF 是治疗红斑狼疮和狼疮性肾炎的好药，但不能取代 IV – CTX 的地位。MMF 的优势不是其疗效优于 CTX。MMF 是一个有效的免疫抑制剂，尤其是治疗狼疮肾炎。但目前该药的定位是，疗效不优于 CTX，而价格远远高于 CTX。所以，临床不应以 MMF 作为红斑狼疮诱导缓解的首选治疗，而是作为二线药物，用于不适合使用 CTX 的重症红斑狼疮病人。虽然暂缺乏具有循证医学意义的临床研究证据的支持，但根据笔者临床经验，MMF 治疗红斑狼疮（包括狼疮肾炎），虽然疗效不优于 CTX，但优于硫唑嘌呤、甲氨蝶呤、环孢素 A 等。因此，对于需要而又不能耐受 CTX 治疗的重症红斑狼疮，尤其是 IV 型的狼疮肾炎，MMF 仍然是一个较佳的选择。

临床上至少有 2 组重型狼疮肾炎的病人需要考虑使用 MMF

（1）复发的红斑狼疮。红斑狼疮是容易复发的疾病，如果过去诱导治疗已经使用了较大的累积剂量的 CTX，卵巢对再次使用 CTX 的耐受性降低，那么现在诱导治疗的用药就要仔细推敲，再用 CTX 可能会对卵巢造成致衰性的损害，数月内进入更年期。对于这类病人，如果使用 MMF 代替作为狼疮肾炎的诱导治疗，将可以避免卵巢衰竭的发生。

（2）重症且较顽固的红斑狼疮。在 CTX 诱导治疗狼疮肾炎中，有部分重症且较顽固的病例，在 CTX 的累积量已接近卵巢的危险剂量时，疾病尚未达到缓解，仍有较大量的蛋白尿和低补体血症。如果此时继续使用 CTX，很可能将导致卵巢衰竭；如果停止免疫抑制剂治疗，则会导致疾病复燃。此时的解救措施可以改用一个有足够疗效又不伤害卵巢的药物，MMF 是一个比较好的选择。

MMF 的优势在于没有性腺毒性，其取代 CTX 的意义在于避免性腺毒性，尤其是卵巢受损。许多医生在做临床用药决策时未必都充分考虑到这些，药物作用点不同，对远期疗效是有影响的。

IV – CTX 属于细胞毒药物，作用点更加靠近干细胞的层面，抑制病态的免疫细胞的增殖，所以，早期使用 IV – CTX 诱导治疗的病人，远期会更加稳定，进入"零激素"和"零用药"的概率高一些。同时，由于是细胞毒药物，对体内增殖活跃的正常细胞（骨髓、性腺）也会产生副作用。而 MMF 是非细胞毒药物，主要作用于细胞因子，所以使用 MMF 诱导治疗者，后续病情比较容易波动，但没有性腺毒性。

如果我们充分正握了各种药物的特性、作用机制，加上临床经验的不断总结和反思，在做临床用药决策时，就能够结合病人的具体情况，准确地选择最合适的药物，让病人在治疗中获得最佳的效益和最低的副作用。

羟氯喹在系统性红斑狼疮中的应用

在系统性红斑狼疮的治疗史上，抗疟药是最古老的药物之一。1894 年，英国医生 J. P. Payne 在其研究生论文中首次描述运用奎宁治疗红斑狼疮有效。20 世纪 30 年代，人工合成的第二种抗疟疾药物米帕林，也被证实对红斑狼疮和类风湿关节炎有效。20 世纪 50 年代，抗疟药被誉为免疫调节剂，广泛应用于临床治疗自身免疫疾病。此后氯喹、羟氯喹、阿莫地喹等抗疟药陆续上市，均对系统性红斑狼疮有疗效。但阿莫地喹和米帕林因副作用明显，较早就被淘汰出风湿免疫病的治疗，氯喹也因为副作用较羟氯喹明显而在过去的二十几年中逐渐淡出风湿免疫科，羟氯喹则一直被沿用至今，且日益受到重视。近几年大多数学者主张将羟氯喹作为系统性红斑狼疮的全程用药。

我国风湿病学界对羟氯喹的认识

1992 年，中山大学附属第一医院创建风湿免疫病学科之初，国内医药市场上没有羟氯喹，只有以治疗疟疾为适应证的氯喹。由于长期使用氯喹的副作用较大，我们只是给皮疹比较严重并且顽固的红斑狼疮病人短期使用氯喹治疗。对于需要较长时间使用抗疟药的病人，凭借广州毗邻港澳地区的地理优势，让有条件的病人到香港、澳门购买羟氯喹。

1996 年一个偶然的机会，笔者意外发现在广州出口商品交易会上有中国的羟氯喹原料出口，而诱发了进一步的思考：国内有羟氯喹原料，为什么没有羟氯喹药片？当时只有一个很朴素的愿望，那就是将羟氯喹原料变成羟氯喹药片。于是，结合几年的用药体会和国外文献，笔者发表了国内第一篇全面介绍羟氯喹治疗风湿病的文章《抗疟药的抗风湿作用》，希望药厂或医药公司能将羟氯喹生产或引进国内医药市场。1999 年，羟氯喹在国内以系统性红斑狼疮为适应证上市。经过 19 年的临床应用，羟氯喹已经是风湿免疫病学领域家喻户晓的常用药。

羟氯喹的安全性问题

羟氯喹在风湿免疫科的应用中，大家普遍关注的问题是眼科的安全性。目前，氯喹已经淡出风湿免疫科的常规用药，羟氯喹成为治疗结缔组织病唯一的抗疟药。羟氯喹的眼科安全性包括非视网膜副作用和视网膜副作用。

（1）非视网膜的眼睛副作用。按照常规推荐剂量羟氯喹治疗的病人，有很少数出现可逆性的非视网膜眼睛副作用，主要是出现药物角膜沉着、角膜水肿、结膜炎等，主诉为看见光源周围的晕轮或畏光，也可表现为眼睛痒、不适等。这些症状多发生在用药初期数周之内。虽然出现这类副作用后，病人多会在复诊时主动告诉医生，但医生对于应用羟氯喹者应主动询问眼部的症状。及时停药后多在 1～2 周内眼部症状完全消失，通常不影响视力，也不会有后遗症。如果出现这些非视网膜眼睛副作用后，还继续大剂量用药，可能导致角膜炎、虹膜睫状体炎等。非视网膜眼睛副作用需要与红斑狼疮的干燥综合征鉴别，鉴别的要点是眼部症状在使用羟氯喹之后出现，还是用药前已经存在。

（2）羟氯喹的视网膜毒性。尽管羟氯喹视网膜毒性的发生率不高，但长期以来这个问题确实是一直困扰临床用药，因此风湿免疫科医生需要对抗疟药的视网膜毒性问题有全面的认识。

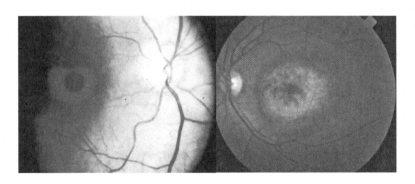

氯喹和羟氯喹视网膜病变

1959 年最早报道了氯喹的视网膜毒性，主要是出现非特异性的黄斑区色素异常，进一步发展为"牛眼"样的黄斑病变，最后可导致大面积色素上皮萎缩，严重者可致失明。而羟氯喹的视网膜毒性在发生率和严重程度上，均显著低于氯喹。抗疟药对视网膜损害的初期多无症状，眼科检查可见视野缩小，眼底检查可见视网膜上出现点状、斑状或团状色素沉积。使用抗疟药的病人，一旦发现这些眼科损害的迹象就必须停药。

实际上，羟氯喹的视网膜毒性并不高，只要按照相关指南用药和进行监测，很少出现这方面的副作用。1982 年的一项随访研究显示，1 528 例服用羟氯喹 5 年以上的病人，均未发现视网膜病变。2010 年，一项有关羟氯喹的荟萃分析显示，包含 4 项研究总共 647 例连续使用氯喹治疗 10 年以上的病人，16 例发生视网膜损害，发生率为 2.5%；而 6 项研究总共 2 043 例连续使用羟氯喹治疗 10 年以上的病人，仅 2 例发生视网膜损害，发生率为 0.1%。

从近十几年来美国风湿病学会（ACR）相关指南对眼睛检查的要求，也可以看出业界对羟氯喹眼睛安全性愈来愈有信心。2002 年以前，美国 FDA 要求羟氯喹治疗者用药前做一次基础的眼科检查，以后每 6 个月做 1 次眼科检查。2002 年，ACR 更新的类风湿关节炎（RA）诊治指南要求，在治疗前不要求常规眼睛检查，除非是 40 岁以上或过去有眼疾病史者，在治疗期间只要求每 12 个月做 1 次眼睛检查。2008 年，ACR 再次更新的 RA 诊治指南进一步减少了眼睛检查的要求。所有羟氯喹使用者，应该在第 1 年内眼科检查 1 次，而不是用药前检查；以后，无危险因素（无眼底疾病和年龄 <60 岁）和首次检查正常者，未来 5 年内不需要眼科检查；有危险因素者，每年 1 次眼科检查。

羟氯喹在视网膜方面的安全性，按照每日 200 ～ 400 mg 的推荐剂量，5 年之内是安全的，5 年之后需要每年 1 次眼科检查，连续用药 10 年以上者需要更加关注视网膜毒性问题。

羟氯喹的非眼科副作用

羟氯喹的非眼科副作用相对比较轻。部分病人长时间口服羟氯喹后，增加了皮肤的色素沉着，主要是广泛和均匀性的肤色加深，少数为斑片状色素沉着。少数对羟氯喹过敏者出现皮肤瘙痒、荨麻疹、皮肤干燥、皮炎等。有很少数口服羟氯喹者出现头痛、神经质和失眠等神经精神症状。口服氯喹者可出现心肌损害和心脏传导阻滞，心脏方面的副作用很少发生在羟氯喹治疗者。羟氯喹治疗者也有报道发生流感样的肌肉酸痛、疼痛、无力，也有腹痛、腹胀、恶心、腹泻、剑突下灼热感等胃肠反应的报道，但是发生概率极小。

羟氯喹在妊娠期的安全性

由于早年的抗疟药阿莫地喹、阿的平和氯喹有损害胎儿视力和听力的报道，在羟氯喹独自成为主流的抗风湿的抗疟药之后的几十年间，业界对妊娠妇女使用羟氯喹的问题一直持谨慎的态度。因此至今为止，羟氯喹的药物说明书仍然是慎用于妊娠妇女。然而多年来不断有报道显示，妊娠期活动性 SLE 使用羟氯喹后，不但罕见有新生儿视力和听力的缺陷，相反多数使用羟氯喹的 SLE 母亲多能从中获益。多个队列研究显示，妊娠期 SLE 使用羟氯喹并不增加胎儿风险，还可减少母体的疾病复发和降低胎儿丢失的概率。Ruiz - Irastorza 等荟萃分析了抗疟药治疗 SLE 的疗效和副作用之后，业界普遍认为，如果妊娠前正在使用羟氯喹的病人，妊娠后应该继续使用羟氯喹。

羟氯喹不但在妊娠期应用是安全的，近年来的研究更是证实了羟氯喹对狼疮病人的孕期保护作用。一项研究收集了 2001 年 1 月至 2015 年 12 月 251 例 SLE 病人 263 次妊娠的临床数据，不良妊娠结局包括妊娠丢失（自发性或治疗性流产、死胎、新生儿期死亡）、不良胎儿结局（胎儿畸形、早产和新生儿红斑狼疮）、产科并发症（妊娠高血压、宫内生长迟滞、胎儿窘迫，在 263 次妊娠中，成功分娩和妊娠丢失发生比例分别为 71.5%（188/263）和 29.5%（75/263）。在多因素分析中，低补体血症、低蛋白血症、抗磷脂抗体阳性、抗 DNP 抗体阳性和高血压是不良妊娠结局独立的危险因素。羟氯喹的使用是不良妊娠结局的保护性因素。

因羟氯喹可有效减少不良妊娠结局，故 2016 欧洲风湿病学会（EULAR）及 2016 英国风湿病学会（BSR）的指南均已明确推荐 SLE 和/或抗磷脂综合征病人孕前及孕期应使用羟氯喹。尽管如此，临床中对于 SLE 和/或抗磷脂综合征备孕及妊娠女性羟氯喹的使用率并不高，这非常值得我们深思。

羟氯喹治疗红斑狼疮的地位

羟氯喹虽然是一个在临床上应用了半个多世纪的老药，在红斑狼疮的应用却愈来愈广泛。2000 年前，羟氯喹被普遍认为不适用于治疗重症的 SLE，但它主要用于治疗未累及内脏，或仅轻度内脏受累的活动期 SLE。此前的文献多强调羟氯喹主要用于五类 SLE 病人：①皮肤盘形红斑、蝶形红斑、黏膜溃疡和脱发；②关节疼痛和关节炎；③主观性的中枢神经系统表现：疲乏和认知能力下降；④浆膜炎：轻度的胸膜炎和心包炎；⑤血液系统：轻度贫血和白细胞减少。当时业界普遍不主张应用羟氯喹治疗狼疮肾炎，在中枢神经系统损害方面也是强调"主观性"的表现，以示不能用于器质性的狼疮脑病。不过也有学者注意到，羟氯喹可减少 SLE 病人的血栓病，主张对于伴有抗磷脂抗体阳性的 SLE 加用羟氯喹。

近十年来，大量抗疟药对 SLE 的治疗作用的研究着重于提高生存率和提高系统性损害病人的缓解率。2006 年，Ruiz-Irastorza 等采用前瞻性队列研究策略，运用生存分析方法显示，抗疟药治疗 SLE 的风险比为 0.14，揭示了其可以显著提高 SLE 的生存率。2006 年，Kasitanon 等发表在 *Lupus* 的研究显示，在吗替麦考酚酯治疗的膜性狼疮肾炎病人中，加用羟氯喹可以显著提高肾脏的完全缓解率。同年，Barber 等也在其队列研究结果中显示，羟氯喹可以显著提高狼疮肾炎的持续缓解率，减少复发。类似的结果在后续的研究中仍陆续被证实。加上羟氯喹长期用药的安全性等研究，促使业界普遍认识到包括狼疮肾炎等系统性损害为主的 SLE，加用羟氯喹对疾病的整体治疗有益。

羟氯喹缓解狼疮皮肤黏膜损害仍有优势

虽然目前羟氯喹已经被作为治疗 SLE 的全程用药，其在缓解皮肤黏膜症状方面仍然是具有针对性的药物。"一见 SLE 皮疹就想到羟氯喹"的条件反射样临床思维并没有改变。羟氯喹对于 SLE 的各种皮肤黏膜症状，包括日光性皮炎、盘状红斑、蝶形红斑、狼疮性秃发、口腔溃疡、黏膜糜烂等均有显著疗效。

少数羟氯喹出现不良反应的 SLE 皮肤黏膜损害者，比较合适的替代药物是沙利度胺。虽然目前沙利度胺的药物说明书中的适应证没有包含 SLE，目前 SLE 的教科书和主要的诊治指南中也罕有提及沙利度胺，但根据笔者的经验，沙利度胺对 SLE 的各种皮肤黏膜损害多有显著疗效，尤其是对 SLE 的口腔溃疡和黏膜糜烂的疗效甚至优于羟氯喹，对 SLE 的盘状红斑的疗效也不亚于羟氯喹，而对日光性皮炎和蝶形红斑则可能不及羟氯喹。对于比较顽固性的 SLE 皮肤黏膜损害，羟氯喹与沙利度胺联合使用可以提高疗效。

综上所述，在 SLE 的治疗正步入目标治疗（T2T/SLE）时代的今日，大部分研究 SLE 的学者主张羟氯喹应该作为 SLE 的全程用药。2014 年，*Ann Rheum Dis* 发表的 T2T/SLE 推荐，将"如果有可能，尽量停用激素"作为缓解期 SLE 的治疗目标之一。在疾病缓解并撤停激素之后，继续使用羟氯喹有利于维持疾病缓解，降低复发概率。

如何看待羟氯喹的视网膜毒性

2016 年美国眼科协会（AAO）发布了一个氯喹及羟氯喹视网膜毒性筛查的指南，其中部分观点与风湿免疫科医生的临床应用可能有些出入，因此引起了同行们的热议。羟氯喹作为狼疮治疗的基础用药，使用者众多，该指南也引起了病人的恐慌。

AAO 指南主要争议点——羟氯喹使用剂量

AAO 指南，其最大的争议点莫过于指南的剂量推荐："对于使用羟氯喹治疗的所有病人，推荐的每日剂量应当 <5.0 mg/kg（实际体重）。"

目前临床上风湿免疫疾病羟氯喹的常用量为 400 mg/d，即除非实际体重超过 80 kg 的病人，否则这个用量按治疗推荐是超量太多了。

其实这不是 AAO 第一次发布羟氯喹的指南了，早在 2011 年，AAO 就发布了一个羟氯喹的指南，当时的界定是推荐的每日剂量应当 <6.5 mg/kg（理想体重）。

风湿免疫病人羟氯喹使用现状

2017 年，AAO 又发布了一个研究报告 *Adherence to Hydroxychloroquine Dosing Guidelines by Rheumatologists*（风湿免疫科医生对羟氯喹剂量指引的遵从性研究报告）。报告指出，AAO 发布 2011 指南前，美国风湿免疫科医生对 54.3% 的病人使用的羟氯喹剂量是超出 AAO 的指南推荐剂量的，而 2011 指南发布之后，美国风湿免疫科医生对 49.4% 的病人使用的羟氯喹剂量仍超出 AAO 的指南推荐剂量，二者并无统计学差异——也就是说，美国眼科协会发布了一个指南想规范风湿免疫专科医生对于羟氯喹的处方行为，但是发现 6 年过去了，执行效果几乎没有。根据 AAO 2016 指南，目前美国风湿免疫科病人使用的羟氯喹维持治疗剂量，有 56% 的病人是超出指南推荐剂量的。当然，这是美国的数据，中国目前没有自己的数据，但是根据临床的体会，中国的现状应该会是有过之而无不及吧。

限制羟氯喹使用剂量的原因——视网膜毒性

羟氯喹是免疫科治疗的一个很好的药物，为什么要限制它的使用剂量呢？因为羟氯喹有一定的视网膜毒性。

AAO 的数据显示，羟氯喹视网膜毒性风险与日使用剂量密切相关。从 AAO 指南提供的数据我们可以了解到，连续使用 5 年，无论使用哪个剂量，视网膜毒性发生的风险实际上都是比较低的；使用 10 年时，> 5 mg/kg 的风险增加到约 6%，而按 AAO 推荐的 $4 \sim 5$ mg/kg 风险约 2%；使用 15 年时，> 5 mg/kg 的风险增加到约 20%，而按 AAO 推荐的 $4 \sim 5$ mg/kg 风险也接近 10%；使用 20 年时，> 5 mg/kg 的风险大大增加，而按 AAO 推荐的 $4 \sim 5$ mg/kg 风险也增加到约 25%。

风湿免疫科医生为什么要用羟氯喹

综上所述，羟氯喹存在视网膜毒性，需要监测，这是眼科医生、免疫科医生都知道的道理。那么，既然羟氯喹存在视网膜毒性，免疫科医生为什么还要用它？实际上，除了免疫科医生，皮肤科医生也用，肿瘤科医生和儿科医生也用。免疫科主要应用于系统性红斑狼疮、类风湿关节炎、干燥综合征、皮肌炎等疾病。

羟氯喹是狼疮治疗的基础用药，随着研究的深入，发现其有越来越多的作用。例如，它可以延长狼疮生存期，可以预防狼疮早起损伤，可以减少血栓事件的发生，可以降低脂代谢紊乱，以剂量依赖方式降低糖尿病的发病风险，可以减少感染发生率，可以减少狼疮肾炎缓解后的病情复发，可以减少妊娠期疾病的复发，可以减少异常妊娠的发生，等等。

近年来，在类风湿关节炎治疗中，生物制剂地位凸显。研究证实，传统缓解病情抗风湿药 cDMARDs 的三联方案在控制症状、延缓关节功能损害方面效果与生物制剂相当，三联方案包括了甲氨蝶呤、柳氮磺吡啶和羟氯喹。这是近年来罕有的传统药物可以与生物制剂疗效媲美的研究之一。

另外，也有些情况是在风湿免疫学界证实了羟氯喹使用是大有获益的。例如：狼疮合并妊娠的情况，停用或减量使用羟氯喹是妊娠期病情活动的

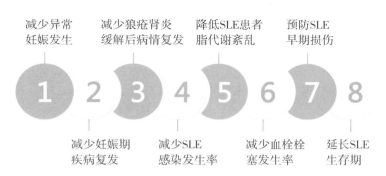

羟氯喹在 SLE 治疗的作用

危险因素；在抗磷脂综合征情况下，使用羟氯喹可获益；羟氯喹是唯一有循证医学依据证实的新生儿狼疮的抢险治疗药物；羟氯喹是 SSA/Ro 和 SSB/La 抗体阳性妊娠预防胎儿心脏传导阻滞的用药。

亚洲人群的情况

前面我们讨论的都是 AAO 的数据，那都是美国高加索人的人群数据。但是众所周知，医学上很多情况与种族相关，AAO 的数据并没有针对亚裔人群进行单独分析，那么我们看看亚洲研究的数据。

一项来自韩国的研究显示，310 例使用羟氯喹病人，平均用药时间约 6 年，共 9 例（2.9%）发生视网膜毒性，发生视网膜毒性的 9 例用药时间（超过 9 年）显著长于未发生视网膜毒性的病人，羟氯喹累积使用总量明显高于未发生视网膜损伤病人，而日使用剂量并不高于（实际上还略低于）未发生视网膜毒性的病人。研究结论是羟氯喹使用时间以及使用累积总量是发生视网膜毒性的危险因素，而日使用剂量并非发生视网膜毒性的相关因素。

另一项来自伊朗的研究结论同样认为，羟氯喹使用时间以及使用累积总量是发生视网膜毒性的危险因素，而日使用剂量并非发生视网膜毒性的相关因素。这项研究还发现，年龄≥40 岁也是发生视网膜毒性的危险因素。

中国的数据呢？很遗憾，在 Pubmed 上面没有检索到来自中国的相关研究。不过笔者与好几位免疫科医生交流，都觉得在临床中遇到视网膜毒性的病人并不多见，有一些病人主诉有眼胀、视物模糊等现象，不少去眼科看了以后发现是屈光不正，跟视网膜毒性并无关系。当然，以上交流纯属临床经验，而非专家意见，不能作为循证医学证据。

笔者关于 AAO 指南的不成熟想法

AAO 指南提出的主要目的，是为了规范风湿免疫科医生的羟氯喹处方行为，但是整个指南的编写并没有风湿免疫科医生参与，笔者觉得不妥。

AAO 指南一共参考了 32 篇文献，其中有 14 篇文献出自同一研究者也即 AAO 指南的主要执笔人，其中一篇出自 *JAMA Ophthalmology*，其余不少文章其实是这个研究的子研究。

关于药物使用或者治疗方案的研究，一般我们认为利大于弊时推荐使用，弊大于利时不推荐使用。AAO 这篇指南提出了羟氯喹足量使用的弊端，但是对其带来的获益却只字未提。

如果仔细阅读 AAO 指南与 *JAMA Ophthalmology* 的这篇文章，我们就会发现，AAO 指南中核心的几个图表和数据，均来源于 *JAMA Ophthalmology* 的这篇文章，所以，其实这篇文章是 AAO 指南提出的核心依据。

该文章研究的结论是，羟氯喹日公斤体重使用剂量（ > 5 mg/kg）、羟氯喹使用时间（ > 10 年）以及使用累积总量（ > 20 g/kg）是视网膜毒性的危险因素。但是羟氯喹日使用剂量则并不是相关因素。

我们再看回这个研究的基线资料，会发现一些有意思的现象。

在这个研究中，病人开始使用羟氯喹的平均年龄是 > 52 岁，众所周知，免疫科病人多为年轻女性，发病年龄高峰多是 20 ～ 40 岁，为什么这个研究中羟氯喹的启用平均年龄是 > 52 岁？研究入组的人群是否存在有选择偏倚的嫌疑？

在这个研究中，发生视网膜毒性病人平均体重为 67.2 kg，未发生视网膜毒性病人平均年龄为 76.9 kg，两组体重存在较大差异，基线资料是否具有可比性？为什么这个研究中羟氯喹日公斤体重使用剂量是危险因素，而羟氯喹日使用剂量却不是相关因素，基线体重的差异是否对结果有影响？

研究结论指出的三个危险因素，羟氯喹日千克体重使用剂量、羟氯喹使用时间以及使用累积总量，三者是会相互影响的，即使用累积总量 = 日千克体重使用剂量 × 羟氯喹使用时间，论文中统计学方法上并未见排除相互影响的可能，是否具有统计学正确性？

怎么看待 AAO 指南

首先，我们要充分认识到羟氯喹的视网膜毒性，要严格按 AAO 指南的推荐意见规范地做好视网膜毒性的筛查，这样对于那部分可能会出现视网膜损害的病人，我们可以及早发现及时停药。

充分认识到羟氯喹的视网膜毒性，对于病情控制稳定可以减量的病人，尽量减少维持治疗的使用剂量，尽可能地减少羟氯喹暴露总剂量。

但是，对于以下情况，笔者则觉得不一定需要减量使用，还需权衡利弊：①疾病的起始诱导治疗阶段。②减量困难，如果临床上需要以使用激素或者一些副作用更大的免疫抑制剂作为减量代价。③狼疮合并妊娠的情况，或者免疫疾病妊娠合并抗磷脂综合征或存在 SSA/Ro 和 SSB/La 抗体阳性有新生儿狼疮发生风险的情况等。

制订指南的目的是希望指引医生更加规范诊治。但是，指南的存在并不是完美的。例如，关于类风湿关节炎的指南多版修改中，关于激素在类风湿关节炎治疗地位和应用的观点就曾有过争议和多次修正。再如，2012 ACR 版干燥综合征分类标准从发布开始就备受世界各国风湿免疫科医生的诟病，直到 2016 年 ACR 和 EULAR 终于共同制定了最新的干燥综合征诊断分类标准。

指南并不是金科玉律。"在指南和病人之间，必须有一个聪明的头脑。"医生要充当病人的最强大脑，有循证医学的理念很重要，但是，循证医学不是教条地应用循证证据或者照搬指南，而是"慎重、准确和明智地应用当前所能获得的最好的研究依据，同时结合医生的个人专业技能和临床经验，考虑病人的价值和愿景，将三者完美地结合制定出病人的个体化诊疗措施"。

药没有好坏只有对错，谈沙利度胺在风湿免疫科的应用

沙利度胺与"海豹儿"事件

在狼疮治疗中经常使用到免疫调节剂沙利度胺，这个药其实是现代医学史上非常著名的一个药物。沙利度胺最早在 20 世纪 50 年代以镇静剂面世，后来发现沙利度胺对减轻妇女怀孕早期出现的恶心、呕吐等反应具有特效，因此得到了广泛应用。然而在短短的几年里，全球发生了以往极其罕见的上万例"海豹肢"畸形儿，而导致这些畸形儿的罪魁祸首就是当时风靡全球的沙利度胺——这就是举世闻名的"海豹儿"事件，此事件是具有里程碑意义的，因为它促成了世界药学史上最著名、最重要的法案《科夫沃–哈里斯修正案》，该法案赋予了美国 FDA 在公共卫生领域极大的权力，并且规定：新药的上市申请都必须包含对于药物有效性和不良事件的"实质性证据"。

沙利度胺：又从"魔鬼"变"天使"

"海豹儿"罪魁祸首沙利度胺瞬间从"宠儿"变成了"弃儿"，几乎全球禁用沙利度胺。然而，科学家并未全盘否定沙利度胺，继续对它进行了深入的研究。沙利度胺后来在一些与异常血管生成有关的恶性肿瘤疾病中显示出临床活性。研究显示，沙利度胺能够抑制体内 FGF 依赖的血管生成，但是其基本作用包含强效免疫调节，因此，沙利度胺类在风湿免疫学界也称为免疫调节剂。这些研究使人们对沙利度胺又有了新的认识，也让这个"弃儿"重登舞台。

1998 年 7 月 16 日，美国 FDA 在医学界的强烈要求及大量临床实验的有

力支持下，批准了沙利度胺在麻风结节性红斑、骨髓瘤、多发性骨髓瘤等疾病的应用。而在中国，中华医学会也认可了沙利度胺在麻风结节性红斑、多发性骨髓瘤的应用，在风湿免疫领域，指南也同意沙利度胺可以应用于系统性红斑狼疮、白塞氏病、强直性脊柱炎等疾病的应用。

越来越多的研究充分显示了沙利度胺在自身免疫疾病中的作用。如今，众多皮肤科、风湿免疫科和肿瘤科的病人正在接受着沙利度胺的治疗。

沙利度胺在红斑狼疮中的应用

过去风湿免疫科症状学有两大难题：一是白塞病口腔溃疡，现在使用沙利度胺 25 mg 每晚 1 次，1～2 周即有获得可预见性疗效；二是雷诺现象，现在暂未找到立竿见影的药物。

人们逐渐认识到，治疗自身免疫疾病的皮肤黏膜病变有以下两个效果不错的药物：

（1）羟氯喹。其在皮肤黏膜病变的作用是被公认的。对于红斑狼疮皮肤损害，尤其是日光过敏，效果非常好。

（2）沙利度胺。处于逐渐被认可阶段。对治疗免疫疾病相关的口腔溃疡是特效药：25～50 mg 每晚 1 次，7～14 天，一般可以获得可预见性的疗效。在非狼疮性皮肤损害，如皮肌炎、银屑病、结节性红斑等，也有很好的疗效。

这两个药物必要时可以联合用药，即羟氯喹＋沙利度胺，一般用于顽固或重症皮肤黏膜病变。

沙利度胺治疗系统性红斑狼疮皮疹的多中心研究结果提示，沙利度胺对于难治性的皮损型红斑狼疮治疗非常有效，且维持治疗不易复发。以笔者的经验，沙利度胺对狼疮的难治性盘状红斑、亚急性皮肤型红斑狼疮有显著疗效。过去这类皮肤型红斑狼疮多强调羟氯喹，但羟氯喹＋沙利度胺联合用药效果更好。而且对于狼疮相关的难治性脱发，沙利度胺有时也能起到意想不到的效果。正是基于沙利度胺对狼疮的皮肤黏膜病变有很好的疗效，在羟氯喹有副反应时，控制皮疹唯一的替代品就是沙利度胺。皮疹比较顽固者，应联合应用羟氯喹＋沙利度胺。

根据笔者的临床经验，对于日光性皮疹的作用，羟氯喹＞沙利度胺；对于黏膜病变的作用，羟氯喹＜沙利度胺；对于盘状红斑、掌面红斑，羟氯喹＋沙利度胺疗效更好。

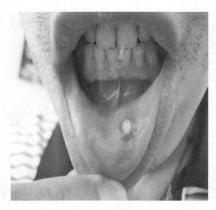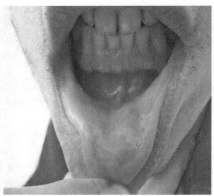

狼疮相关的口腔溃疡在使用沙利度胺后较快取得效果

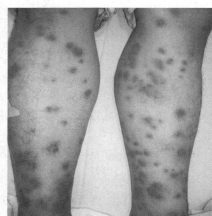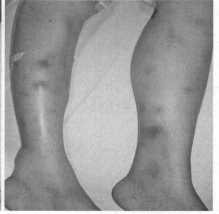

狼疮顽固性皮疹在使用沙利度胺后较快取得效果

　　除了红斑狼疮，实际上沙利度胺对 ANA 相关结缔组织病的皮疹均有效，包括皮肌炎的皮疹、混合性结缔组织病的皮疹、硬皮病等。沙利度胺在皮肤血管炎的疗效也不错，结节性红斑、各种皮肤血管炎，在免疫抑制剂和激素的基础上，加用沙利度胺，将可以获得很好的疗效。

　　关注药物不良反应
　　然而，正如前文所说，临床应用沙利度胺，应当时时关注沙利度胺的致畸性不良反应，因此用药期间，不论男女均应严格避孕。十几年前，当

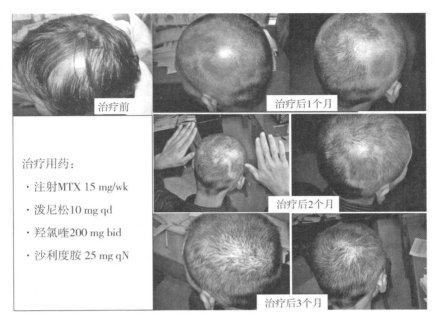

治疗前

治疗后1个月

治疗用药：
· 注射MTX 15 mg/wk
· 泼尼松10 mg qd
· 羟氯喹200 mg bid
· 沙利度胺 25 mg qN

治疗后2个月

治疗后3个月

难治性脱发病变在使用沙利度胺后取得效果

沙利度胺被用于治疗自身免疫疾病时，一个困惑摆在面前：将来还要生育的女孩，能不能用沙利度胺？停药多久才能怀孕？从学术期刊文献上、专业书上、药物说明书上，均找不到答案。笔者到美国 FDA 网站上找到了当年批准沙利度胺重新上市的文件：停用沙利度胺 4 周后，才可以解除避孕措施。（FDA 文件原文为：有效的避孕措施必须从使用沙利度胺前 4 周开始，在整个沙利度胺治疗期间，以及持续到停用沙利度胺后 4 周。）

另外，沙利度胺也有嗜睡的不良反应，调整用药方法为夜间一次给药可较好地减少此副作用对生活的影响。此外，沙利度胺所致周围神经炎不良事件也时可遇见，因此用药前应叮嘱病人留意是否出现四肢肢端麻木等周围神经损伤的症状，一旦出现立即停药。

任何药物都有不良反应，我们并不能因为不良反应就放弃一种药物，但是我们应该熟知药物可能引起的不良反应，密切监测任何可能出现的不良反应，哪怕发生率极低。这样才是尽量减少不良事件发生安全用药的根本。

青蒿素治疗红斑狼疮等风湿免疫病

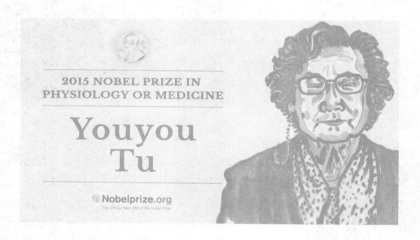

　　在屠呦呦教授关于青蒿素的相关研究获得诺贝尔医学奖后，许多病友咨询青蒿素是否可以治疗红斑狼疮和其他风湿免疫疾病。

　　目前，青蒿素治疗红斑狼疮等风湿免疫疾病仍处在研究阶段，但各方面的研究均已显示其有效性。中山大学附属第一医院许韩师教授的研究团队于2011年1月发表的研究论文也显示，青蒿素在实验室内对风湿免疫病有效。

　　青蒿素对红斑狼疮等风湿免疫病有效，但不等于能根治红斑狼疮，只是在治疗红斑狼疮的众多药物中，可能多了一个武器。而其治疗红斑狼疮等风湿免疫病的前景仍有待进一步确定。根据目前所具备的资料预测，青蒿素很可能与羟氯喹有相类似的作用。当然还需要若干年的研究，有了进一步的临床资料，才能确定其在疗效和副作用方面究竟是优于还是劣于羟氯喹。

妊娠篇

狼疮病人也可生儿育女

狼疮好发于育龄期女性，生育是女性狼疮病人不得不面对的问题。狼疮合并妊娠问题是复杂的临床情况，如何控制病情达到适合备孕的条件？围妊娠期用药如何调整？妊娠本身存在诱发狼疮病情活动的风险，如何权衡利弊？狼疮本身易发生异常妊娠丢失，如何避免？这些都是让狼疮病人甚至医生困惑的问题。

　　笔者长期从事狼疮妊娠门诊工作，希望通过科普，可以让广大狼疮病人树立科学的认识，坚定信心，帮助更多狼疮病人与健康人一样生儿育女，与健康人一样享受人生。

一、狼疮病人可以生孩子吗

狼疮病人：不仅能生孩子，还能生双胞胎

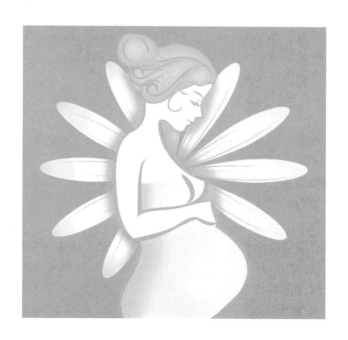

最新治疗方式：个体化治疗，以缓解疾病为中心

病人小张 16 岁时被诊断患了狼疮，在当地医院住院后，接受了大剂量环磷酰胺的冲击治疗。6 个月的疗程完成后，病情不轻反重，转到笔者医院时腹水非常严重，甚至沿着肚皮流出。我们认为冲击治疗不适合小张，调整了治疗方案。新方案治疗 6 周后，小张病情明显好转。

以前，狼疮"以治疗方案为中心"的治疗模式导致一部分病人的用药剂量不足，另一部分病人则可能用药剂量过大、出现过度治疗，最终不能获得理想的治疗效果。正因为如此，我们提出了"以缓解疾病为中心"的目标治疗模式，即根据每个病人的具体状况进行个体化治疗。以完全缓解或疾病低度活动为治疗目标，采用最安全、最有效、最便宜的方法，使疾病朝着治疗目标逐渐好转，用最低剂量的药物（甚至低至"零用药"），让疾病保持在目标状态。

一般应首先判断病人是重型还是轻型狼疮，再给出合适的治疗方案。所谓重型或轻型狼疮，并非以表现症状轻重来判断的，而是以重要内脏的伤害程度来判断的。侵犯了心、肺、脑、肾的为重型。有的病人表现重，但其实不是重型，有的则相反。

狼疮是一种典型的自身免疫性结缔组织病，男女的发病比例为 1∶9，高发于生育期女性。一旦发现狼疮，很多病人觉得没有未来，尤其是未结婚、生育的年轻女病人，担心影响后代健康。其实，目前狼疮治疗效果越来越好，寿命延长后很多人有更多的生活需求，如结婚、生子，而对大部分病人来说，这是可以实现的。

狼疮难防但可早诊早治

狼疮很难预防，但是能够早期诊断，早开始治疗。当出现肾炎、蛋白尿，结合出现了皮疹（脸部蝶形红斑、掌面和甲面红斑等）、关节痛、脱发等症状时，要警惕是红斑狼疮，要尽早到风湿免疫科就医，筛查确诊。

狼疮治疗思路的演变

其实风湿免疫科医生对狼疮的治疗思路也是逐渐认识加深的。30 年前，红斑狼疮几乎是绝症；近 20 多年来虽然并没有发明什么重要的新药，但是狼疮的治疗理念在不断更新。

1987 年，美国 NIH 提出每月 1 次环磷酰胺冲击治疗狼疮肾炎，为红斑狼疮的诱导治疗提出了具有里程碑意义治疗模式。

1996 年，我们首次提出环磷酰胺冲击治疗不应该教条地按照美国的每月 1 次疗法，而是需要根据病人的病情，灵活掌握冲击间隔期。

2004 年，我们首次提出"以循证医学为基础的狼疮个体化治疗"。

2004 年，我们在一篇科普文章中提出"要让红斑狼疮病人与健康人一样长寿、与健康人一样生活、与健康人一样生儿育女、与健康人一样享受人生"。

2011 年，我们最早提出"狼疮目标治疗（即 T2T/SLE）"的治疗理念。

2014年，"T2T/SLE"成为全球治疗红斑狼疮的共识。在"T2T/SLE"的治疗理念指导下，大多数狼疮可以达到疾病的完全缓解或低度活动状态。

大部分红斑狼疮病人可怀孕生孩子

以前狼疮被称为"不治之症"，而且过分依靠激素治疗，导致病情只能控制，不能缓解。而妊娠生育容易导致病情复发，所以红斑狼疮曾经是生育禁忌。如今，狼疮经过以"T2T/SLE"的治疗理念诱导治疗后，多数病人可以达到病情缓解，可以生儿育女。因此，80%～90%的红斑狼疮病人是可以怀孕生孩子的。当然，这必须是在医生的指导下，切不可任性地自作主张去怀孕。只要按照医生的指导有计划地怀孕，70%左右的红斑狼疮病人在怀孕过程中是比较稳定的。30%左右的病人在妊娠过程中出现轻–中度的病情波动，调整药物多能使母子平安。只有很个别的病人出现严重的复发。

所谓在医生指导下，即医生帮助调整用药种类和用药量，将药物减到安全剂量，停掉对胎儿有影响的药，病情有波动时稍微加一点药等。有的病人怀孕28周左右时病情会加重，这时需要调整用药，用到怀孕满36周后，由产科评估分娩，分娩后母体要继续接受治疗。

很多有生育需求的狼疮病人和家属最担忧的是：狼疮会遗传吗？其实，狼疮并不属于严格意义上的遗传病，但是具有家族倾向。约5%的病人家族中有第二个狼疮病人，一般常见于母女、姐妹、双胞胎等。其中，同卵双胞胎患病的概率更大。在双胞胎狼疮病人中，先患病的那个病情会比较严重，而后患病者病情则较轻；两人起病时间通常是相隔数月至数年。

能生双胞胎说明狼疮病情非常稳定

在我们的狼疮病友中，近两年有好几个顺利生了双胞胎。众所周知，生双胞胎对母亲的体力消耗更大，但这几位生双胞胎的狼疮妈妈在妊娠生育的全过程病情都非常稳定，而且生孩子以后病情均继续保持在缓解状态，她们的身体经受住了疾病、体力和精神上的考验，她们的病情非常稳定。

不主张红斑狼疮通过医学干预方法怀双胞胎

不过，尽管如此，我们还是不鼓励狼疮病人通过医学干预的方法去怀上双胞胎，因为这样会增加母亲和胎儿的风险。如果是自然怀上双胞胎的狼疮妈妈，必须经风湿免疫科医生全面评估当时的狼疮病情是否稳定，确定继续妊娠是否有风险。

狼疮怀孕高危吗，遗传吗

狼疮妊娠似乎是一个争议不休的话题，狼疮是否遗传也一直备受关注。下面我们就谈谈狼疮备孕的那些事儿。

狼疮对生育有影响吗

狼疮是一种慢性系统性自身免疫炎症性疾病，可累及全身多脏器。除曾使用累积量较大的环磷酰胺或雷公藤制剂外，无证据证明患狼疮的女性生育能力较正常人下降。

狼疮妊娠并发症增加吗

狼疮妈妈妊娠并发症如子痫前期和早产的发生率较正常人群增高，抗磷脂抗体阳性者流产和死产的风险增加。妊娠前病情控制稳定时间超过6个月且狼疮肾炎已缓解的病人，狼疮妈妈和宝贝预后最佳。所以，准妈妈应在有经验的风湿免疫专科医生指导下，病情控制稳定超过半年才考虑开始备孕，并且备孕期间严格风湿免疫科及产科联合随诊，把妊娠风险降到最低。

狼疮妊娠增加复发风险吗

在过去数十年中，狼疮的治疗有了很大的进步。得益于医学的发展，对于妊娠期病情稳定超过6个月的病人，现在妊娠期病情复发概率已下降到33%，复发率与非妊娠狼疮病人相比无统计学差异。但病情活动情况下就怀孕的狼疮妈妈，妊娠期病情加重、复发风险超过60%。

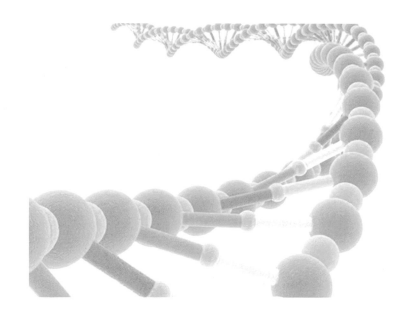

狼疮会遗传吗

在谈遗传前，我们先谈谈狼疮的人群发病率。报道的狼疮人群发病率是40～150人/10万人，其中，女性的发病率为164～406人/10万人。

虽然狼疮不算严格意义的遗传性疾病，但确实存在家族聚集的现象。关于遗传问题，现已明确的数据如下：

（1）狼疮具有家族聚集性及遗传相关性。研究表明，同卵双生孪生儿中，具有很高的共同发病率（14%～57%）。

（2）一项在台湾超过2 000万人参加的大数据研究表明，一级亲属患狼疮者，狼疮患病率为正常人群17倍。

我们可以粗略计算一下，狼疮妈妈生的小孩，狼疮发病率有多高：（40～150）×17人/10万人，即680～2 550人/10万人，所以，狼疮妈妈生的小孩，狼疮发病率最高为2.55%。如果生的是女儿，发病率增加到2.788%～6.902%。也没有想象中的那么高，对不对？（实际上，这样的推算并不完全科学，数据仅供参考。）

（3）有研究表明，狼疮妈妈生的195个小孩中，有27个抗核抗体ANA阳性，即有13.85%的概率ANA会阳性，但是ANA阳性并不意味着就一定是狼疮。

何时备孕？如何安全妊娠？SLE 病人妊娠管理该这么做

为什么要关注 SLE 病人的妊娠问题

根据中国系统性红斑狼疮研究协作组（CSTAR）数据，在入组的 2 014 例狼疮病人中，女性占 1 914 例，男性 190 例，男女比例为 1：10。病人平均年龄为 29.2 岁，正值育龄期，在统计的 2 026 次妊娠中，有 107 次为异常妊娠，占 5.2%。

根据美国风湿病协会（ACR）一项调查数据，SLE 妊娠病人胎儿宫内发育迟缓率高达 30%，1/3 病人实施剖宫产，>20% 病人并发子痫，33% 出现早产。

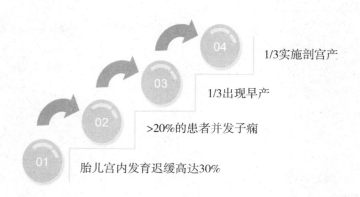

SLE 与妊娠的影响是相互的，一方面，SLE 使得病人不能顺利妊娠，另一方面，妊娠也是诱发 SLE 病情活动或复发的重要危险因素。

SLE 会造成妊娠母体出现习惯性流产、自发性流产，合并妊高征、先兆子痫、子痫等，造成胎儿流产、早产、死胎，胎儿发育迟缓、宫内窘迫，造成低出生体重儿等。

另一方面，妊娠加重已受累的心、肾负荷，诱导 B 细胞活化；性激素变化增加了自身抗体的产生及表达，导致机体免疫反应持续增强；妊娠期增加的糖皮质激素在产后迅速下降，出现反调试病情恶化；高泌乳素血症又是免疫应答的刺激剂；来自胎儿胎盘的激素分泌及胎儿抑制 T 细胞活化因子的移入。这些都是妊娠带来的不良因素。

何时可备孕？何时应终止妊娠？

SLE 妊娠备孕需要具备以下三个条件：

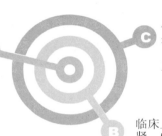

维持较小激素剂量（泼尼松＜15 mg/d），未用免疫抑制剂（如环磷酰胺、甲氨蝶呤、雷公藤、霉酚酸酯等）或至少已停用6个月以上。

伴有狼疮性肾炎患者肾功能稳定［肌酐≤140 μmol/L；血压正常；尿蛋白定量（24 h）≤0.5 g］。

临床上无心、肺、肾、中枢神经系统等重要器官系统的损害，病情稳定6个月以上。

SLE 妊娠备孕条件

（1）维持较小激素剂量（泼尼松＜15 mg/d），未用免疫抑制剂（如环磷酰胺、甲氨蝶呤等）或至少已停用 6 个月以上。

（2）伴有狼疮性肾炎病人肾功能稳定［血肌酐≤140 μmol/L；血压正常；尿蛋白定量（24 h）≤500 mg］。

（3）临床上无心、肺、肾、中枢神经系统等重要器官系统的损害，病情稳定 6 个月至 1 年及以上。

病人妊娠前应行血常规、尿常规、24 小时尿蛋白定量（尿蛋白阳性时）、血液生化、Coombs 试验、抗心磷脂抗体（ACL）、狼疮抗凝物、抗 β2 - 糖蛋白 I、抗 dsDNA 抗体、抗 SSA 抗体、抗 SSB 抗体及补体 C3、C4 等检查，其中以血常规、尿常规、抗磷脂抗体等尤为重要。

值得注意的是，抗 dsDNA 抗体阴性及补体 C3、C4 正常不应作为硬性指标，应动态评估（一些病人长期抗 dsDNA 抗体、补体 C3、C4 异常，而其他指标完全正常，亦可计划妊娠）。

哪些情况提示不良因素

北京协和医院数据显示，造成 SLE 病人妊娠失败的危险因素有妊娠前 3 个月出现蛋白尿、血小板减少、高血压。SLE 活动出现越早，妊娠失败发生率越高，且任一因素都可使妊娠失败的危险性增加 30%～40%。

造成SLE妊娠失败的危险因素有妊娠前3个月出现蛋白尿、血小板减少、高血压。SLE活动出现越早，妊娠失败发生率越高，且任一因素都可使危险性增加30%～40%。

妊娠期间停用羟氯喹、出现蛋白尿、抗 dsDNA 抗体滴度高、血清白蛋白低、妊娠前多次复发、妊娠前 6 个月 SLE 活动指数高是诱发 SLE 病情活动或复发的危险因素。特别是在妊娠早期和产后 6 周，部分妊娠诱发初发 SLE 发生于此期间。

SLE 病人何时该终止妊娠

（1）病情严重时，为了母体的安全，无论孕周大小，均因及时终止妊娠。包括出现严重并发症，如心力衰竭、肺间质病变并呼衰、重度妊高征、狼疮肾炎尿蛋白 >5 g/24 h、血肌酐 >150 μmol/L，积极抢救无好转，病情恶化者。

（2）免疫学检查出现 ACL 异常及低补体血症影响胎盘功能，各项辅助检查示胎盘功能下降，而胎儿已成熟。

（3）胎儿宫内窘迫、出现胎儿生长发育受限，经治疗未好转。

（4）妊娠晚期评分 7 分以上。

SLE 病人孕期应加强监测

应注意对胎儿进行超声检查：包括明确妊娠后超声确定妊娠周数；第 16～20 周超声检查确定有无畸形；第 20 周至分娩每 4 周 1 次，若出现先兆子痫或宫内发育迟缓等异常情况，应每 3 周进行 1 次胎儿超声检查；在妊娠

28 周后，注意脐带动脉血流多普勒检查，监测胎儿血供情况。如血清 SSA 或 SSB 抗体阳性，则应额外加强对胎儿心脏超声的检查。

对于稳定的非孕患者，3个月随访1次。
妊娠患者：28周前：4周随访1次；
　　　　　28周后：每2周随访1次；
　　　　　37周后：每周随访1次。

随访内容包括：
病史询问查体、血压监测；
实验室检查：血尿常规、必要
时24 h尿蛋白、肝肾功能、补体C3/C4、
dsDNA、ACL等。

SLE 病人孕期监测

SLE 妊娠期病情如何控制

对于妊娠期无病情活动者，无需特殊处理，按计划随诊即可。对于出现轻度活动的病人，需要使用低剂量的糖皮质激素治疗。对于中度活动病人，可能需要用到较高剂量的激素治疗，甚至冲击治疗或选择静脉用丙种球蛋白等。对于病情高度活动且难控制者，近期不能期待生产者，为了母体安全，应及时终止妊娠。

不需要处理，按计划随诊。 —— 无活动者

低剂量糖皮质激素（≤20 mg/d）；副作用有高血压及糖尿病，胎儿唇裂风险增加2倍（2/1 000）。 —— 轻度活动

较高剂量皮质激素，甚至冲击治疗，其他选择包括静脉丙球蛋白。 —— 中度活动

近期不能期待生产者，及时终止妊娠。 —— 病情难控

SLE 妊娠期病情控制

狼疮病人，选对生育时机

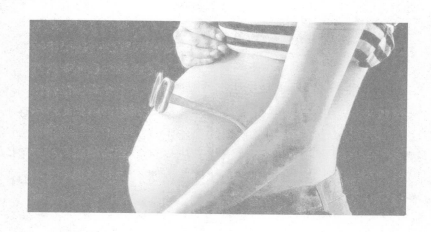

时机不对，等同冒险

看到病人小倩初为人母那幸福的笑脸，让人回想起 3 年前，那悲痛欲绝的一幕：怀孕 5 个多月的小倩被诊断为重症的红斑狼疮，全身水肿、面部长了红斑、口唇糜烂的她，有气无力地请求我们："医生，帮我保住孩子，我要再坚持 3 个月，孩子就有希望活下来了。"可是，依小倩当时的身体状况，若再延误几天，就很可能是一尸两命。在征得小倩的丈夫和父母的同意之后，医生违背小倩的请求，舍去胎儿挽救了小倩。脱离危险的小倩却埋怨医生没帮她保住孩子。当医生告诉她，病情缓解后她还可以生宝宝的时候，她一脸难以置信的表情，因为她早就听人说过，得了红斑狼疮就不能生孩子了。

的确，1990 年以前，医学界告诫红斑狼疮病人不要妊娠生育。一方面，是过去狼疮的治疗效果不佳，很少有病人能够达到病情缓解；另一方面，在病情没有缓解时，妊娠生育容易导致狼疮恶化，严重者危及生命。而现在，"让红斑狼疮病人与健康人一样生活、与健康人一样生儿育女"已经不是一句空话。近十几年来，狼疮的疗效已经大有改善，多数病人可以获得疾病缓解。在疾病缓解之后，大多数可以如愿以偿地妊娠生育做妈妈。

选对时机，减少风险

狼疮妊娠生育的先决条件是获得疾病缓解。激素只能使狼疮症状减轻，诱导疾病缓解要靠免疫抑制剂。在疾病缓解之后，就可以与医生商讨妊娠生育的时机，以确保母亲的安全和孩子的健康。

完全缓解的病人，大多数可以与正常人一样的妊娠生育；10%～30%的病人在妊娠过程中会出现病情波动，需要在门诊调整用药；10%左右的病人需要住院治疗狼疮；仅很少数的病人会出现病情明显加重，需要终止妊娠以治疗母体；与非妊娠的狼疮一样，个别病人会在复发时危及生命。

由于雌性激素在狼疮的发病中起了重要作用，而妊娠过程中会出现性激素的变化，尤其是雌激素、泌乳素水平的升高，使机体免疫反应持续增强。因此，虽然多数狼疮可以顺利地妊娠生育，但仍然存在红斑狼疮活动和症状加重的风险。再说，妊娠期间由于胎儿代谢的需要，母体的心、肾负担加重，处于一种应激状态，也是引起狼疮复发的一个因素。

如果在妊娠期间出现病情加重，这需要根据病情调整用药。用药需要注意胎儿的安全，妊娠中期以后，每日口服泼尼松不超过 30 mg，对胎儿影响不大；口服环孢素、硫唑嘌呤对胎儿也影响不大。2010 年后的观点是，主张妊娠期间继续口服羟氯喹；而地塞米松、环磷酰胺、甲氨蝶呤可影响胎儿发育，属妊娠禁忌药。如果病情较重，则需要终止妊娠，以便使用大剂量激素和环磷酰胺等药物，挽救母体。此时医患之间必须充分交流，以取得最佳的方案。

狼疮病人也可哺乳

分娩后哺乳使母体内泌乳素水平显著增高，而高雌激素水平需要产后几个月才缓慢下降到非妊娠的水平。因此产后几个月内也是狼疮容易复发的危险时期。过去医学界主张，在分娩后，立即开始给予大剂量激素和免疫抑制剂，虽然这些药物对于产后体弱的母体是一个严重的挫伤，但为了防止狼疮复发也只能这样选择。后来有学者研究发现，在产后给予口服 2 周的溴隐亭，可以使产妇的泌乳素和雌激素水平迅速下降到非妊娠时的水平，从而有效防止产后狼疮复发，代价是产后不能哺乳。实际上，近年来随着研究的进一步进展，对于大部分（约70%）妊娠期病情平稳的病人，产后即使正常哺乳也并不会引起病情活动，因此对于大多数的狼疮病人，产后是可以正常哺乳的，仅有小部分妊娠期病情活动明显的病人，我们会建议产后使用溴隐亭回乳，以避免产后病情进一步恶化。

把握住对的时机

狼疮病人妊娠生育的时机没有统一的标准。一般情况下，激素减至小剂量（每日泼尼松用量 < 15 mg），并维持这个小剂量 6 个月以上，复查红斑狼疮相关的血液指标均显示稳定，同时尿液检查正常者，可以考虑妊娠生育。如果在小剂量激素维持 6 个月以后，病情有轻度波动，则需要根据病人的实际情况来决定是否妊娠。这时需要与有经验的医生共同探讨妊娠生育的风险。病情轻度活动者，虽然怀孕期间风险增加，但多数仍能成功。如果病情中度活动，则应该暂时放弃妊娠，先控制疾病进展。

虽然目前大多数病人可以达到病情的完全缓解，但有过半数的病人会在缓解后某一个时间又复发，还有 20% 左右的病人不能达到完全缓解，只能长期控制在病情中、低度活动状态。因此，狼疮生孩子要把握好妊娠时机。

如果有计划想要生孩子，在病情达到完全缓解时，就应该与医生商量妊娠时机的问题。有计划地调整药物，有计划地妊娠生育。有些病人在达到妊娠时机时不想生孩子，等到想生孩子的时候，病情又不稳定了，导致遗憾。

狼疮备孕，有什么注意事项

（1）应给予营养补充。每天至少补充 400 μg 的叶酸，叶酸的补充可以减少神经管缺损的先天缺陷。叶酸补充应从备孕阶段就开始，至少持续到早期妊娠以后。

（2）在备孕开始前应停止吸烟、饮酒。

（3）如需服用处方药或非处方药，均应咨询专业的医生的意见。有些药物在妊娠期使用是安全的，在一定要用药的情况下，医生会尽量选择妊娠期可以使用的药物来替代有禁忌的药物。

（4）每日咖啡摄入应少于 200 mg。

（5）应进行风疹病毒、水痘病毒、HIV、乙肝等一些需要的一般血液化验筛查。

（6）狼疮肾炎病人应推迟妊娠计划直到狼疮肾炎控制稳定至少半年。

（7）妊娠期使用硫酸羟氯喹病人妊娠结局较未服用者好，因此鼓励妊娠期继续使用此药。

（8）糖皮质激素及免疫抑制剂如硫唑嘌呤、环孢素的应用可能会增加低出生体重儿或胎膜早破的风险。另外，早孕阶段使用糖皮质激素，会增加腭裂的风险。尽管如此，妊娠期如病情需要，还是推荐使用糖皮质激素及妊娠期可使用的免疫抑制剂治疗，因为从中的获益远大于风险。当然，妊娠期间治疗方案的制定，应由有经验的风湿免疫专科医生与病人商量后共同决定。

（9）其他可能引起出生缺陷或先天畸形的药物应在怀孕前3个月停用。

（10）在接受甲氨蝶呤、吗替麦考酚酯、环磷酰胺治疗的男性病人，也应在备孕前至少提前3个月停药（指南中描述吗替麦考酚酯应至少提前6周停药）。

狼疮女病人严格避孕，容不得"意外"

女蝶友 A 是一个大部分医生都会喜欢的病人。A 属于依从性极好的病人，一直按照医生的方案用药，所以药物一直减量乃至停用，病情还是保持得很稳定。去年医生说可以怀孕了，后来很快就顺利怀上了，并顺利生产。最近 A 回来复诊，评估病情平稳，继续随访观察。这个例子告诉我们，狼疮女病人病情可以控制很稳定，有部分甚至可以停药，可以正常结婚生孩子。所以，狼疮病人，一定要有信心。并且，越听医生的话，往往病情控制得越好。

女蝶友 B 狼疮肾炎，以大量蛋白尿为主要表现。以前在其他医院环磷酰胺（CTX）累计使用 22 g 了，月经受到影响，尿蛋白控制也不理想。换吗替麦考酚酯（MMF），尿蛋白控制仍然不理想。换他克莫司（FK–506），反复感染。最后换回 MMF 治疗，激素始终在泼尼松 20～30 mg/d 撤不下来，尿蛋白也始终没控制理想。后来，辗转到笔者处就诊，采用 MMF＋环孢素（CsA）联合治疗的方案，治疗一段时间，尿蛋白控制理想，尿蛋白维持在 500 mg/24 h 左右，激素逐渐减量至 7.5 mg/d 维持，然后减停 MMF，然后 CsA 减量。经过一段时间的药物调整，可以备孕了。这个例子除了进一步告诉我们，狼疮女病人是可以病情控制稳定并怀孕生孩子的，同时也告诉我们，狼疮是一个高度异质性的疾病，CTX 已经是很强的药物了，治疗无效，也并不应该放弃。根据个体化的情况，个体化地选择方案，也许会有不一样的预后。

女蝶友 C 狼疮病情控制较平稳，但是还没有完全达到可以妊娠的条件。一天，C 告诉医生她意外怀孕了！狼疮妊娠跟病情活动有着千丝万缕的关系，狼疮病情不稳定怀孕，不但会欲速则不达，还可能会威胁母体和胎儿。

必须谨慎。在医生眼里，没有意外两个字，因此，避孕措施非常重要。女
蝶友一定要自爱，不允许任何意外的出现。

　　女蝶友 D 狼疮病情严重，经过治疗，病情终于稳定，一再叮嘱她影响
妊娠的药停用满 3 个月至半年才能备孕，此期间严格避孕。然而，近期 D
回来复诊说意外怀孕了！因为怀孕前曾用了会引起胎儿致畸的药物，只能
建议终止妊娠。D 泪眼婆娑，我很是无奈。因此有些药物，必须停药一定时
间才能备孕，包括但不限于以下常用药物：环磷酰胺（CTX）、甲氨蝶呤
（MTX）、来氟米特（LEF）、吗替麦考酚酯（MMF）、沙利度胺等。其中，
LEF 因会在体内残留，所以还必须先使用考来烯胺进行洗脱，然后停药满半
年，才能备孕。所以，狼疮病人不能备孕期间，必须严格避孕！容不得半
点"意外"！

狼疮病人想怀孕，看看卵巢还有多少"余粮"

狼疮病人顺利怀孕的先决条件

决定狼疮病人可否顺利怀孕，要看两方面因素：一是病情控制是否稳定，原发病情况是否允许怀孕；二是卵巢功能是否良好。病情控制是稳定的，卵巢功能也良好，即使是狼疮病人，也可以顺利怀孕妊娠生儿育女。

什么是卵巢储备

卵巢是女性的根，没有卵巢产生的雌孕激素，就没有女性特征；没有卵巢提供成熟卵泡，就不可能有十月怀胎。要怀孕，首先得看看卵巢的"余粮"足不足。

评估卵巢生育功能，就是要评价卵巢储备功能。卵巢储备是指人类女性卵巢皮质内含有的原始卵泡。女性其实并没有生产原始卵泡的生理功能，女婴出生后，原始卵泡就不再增加，卵巢皮质内的原始生殖细胞数量也不再增加。

什么是卵巢的"余粮"

卵泡不能再生，女生拥有卵泡最多的时候恰是刚出生时，为 100 万～200 万个，而后逐年减少，到青春期只剩 30 万～40 万，到绝经期就几乎消耗殆尽。所以，对卵泡来说，时间是最大的杀手。

生长中的卵泡可以产生雌激素，成熟的卵泡可以提供卵子。然而女性一生能够提供的成熟卵子也只有四五百个。

卵泡一旦进入生长发育的进程中，它们的寿命也差不多了，每个月能活到成熟的就 1 枚，其他的自然要死去。

只有还没有进入生长发育进程的小卵泡数目才代表了未来卵巢还能有多少功能，而这就是所谓的卵巢储备功能，也就是卵巢的"余粮"。

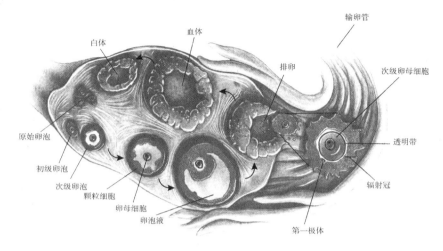

卵泡的发育过程

如何判断卵巢储备功能

48 岁的伊能静在参加《妈妈是超人》时说在备孕女儿小米粒时吃了不少苦头，并首次爆料自己当初做检查 AMH 指数只有 0.01，能够自然怀孕生下女儿对医生来说都是奇迹。

评估卵巢储备功能，临床中常用的指标包括年龄、雌孕激素检测、促卵泡生成激素、窦卵泡计数、卵巢动力学试验、卵巢超声检查等，但是这些指标在检查时间和对医生的操作经验上都有一些要求限制。

而伊能静说的这个 AMH 则没有太多检查时间和对医生操作经验的要求，能较好地解决这些问题，因此，也成为卵巢储备功能最直接的衡量指标。

什么是 AMH

AMH 即人抗苗勒氏管激素，是由卵巢小卵泡的颗粒层细胞所分泌的激素，与卵巢储备功能息息相关，参与卵泡从小到大，成熟、排出、受孕的所有过程。

AMH 是现有性激素指标中，最能反映卵巢储备的指标，因为它几乎都是小卵泡产生的，大的卵泡不生产。而且，AMH 周期和昼夜的波动很小，水平平稳，不受外界激素的影响，什么时候抽血检查都可以。AMH 水平结合年龄，还可以预测女性绝经的年龄，它在临床中的应用范围正在逐渐扩大。

对 AMH 在临床中的应用，我们对 AMH 给出的评分是：

方便指数：★ ★ ★ ★ ☆

准确指数：★ ★ ★ ★ ★

推荐指数：★ ★ ★ ★ ☆

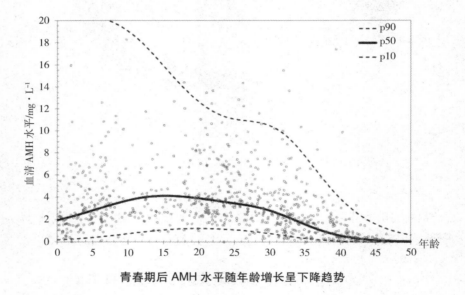

青春期后 AMH 水平随年龄增长呈下降趋势

AMH 与狼疮

2016 年，发表在 *Lupus* 杂志上的一项研究提示，狼疮人群与健康对照组人群 AMH 总体水平相当，提示我们狼疮病人总体卵巢储备能力较正常人群并无明显下降，且 AMH 可以应用于狼疮病人卵巢储备功能的监测。

2016 年，发表在《华西医学》上的一项研究提示，AMH 可以作为评价狼疮女性病人在使用环磷酰胺（CTX）后造成卵巢损伤的一个指标。

2017 年 8 月，发表在 *Clin Rheumatol* 杂志上的一项研究则提示，年龄和狼疮损伤（包括狼疮疾病本身对卵巢的损伤及狼疮治疗用药的卵巢毒性）

是狼疮病人 AMH 水平下降的主要原因。

有生育需求狼疮病人的卵巢保护

基于以上研究数据，与狼疮病人卵巢储备功能下降密切相关的是年龄及狼疮损伤，因此，医生能做的，是尽可能控制狼疮疾病本身对卵巢的损伤以及狼疮治疗用药的卵巢毒性。

根据每个病人病情的活动程度、脏器损伤情况，有针对地给出个体化治疗方案，尽快地把病情控制缓解，是减少狼疮（病情）损伤的唯一方法。针对药物卵巢毒性，对于有生育需求的狼疮病人，在用药中对于有明确卵巢毒性的药物（如 CTX、雷公藤），应尽量避免使用，或因病情需要使用时尽量控制使用的剂量和时间。此外，对于一些潜在可能有卵巢损伤作用的免疫抑制剂，在临床使用中也应根据病人个体化情况及需求权衡利弊。

免疫治疗或可改善免疫性不孕

2016 年 12 月发表在 *Biomed Pharmacother* 的一篇综述认为，不孕症病人其中一个主要病因是与机体免疫系统对早期胚胎及胎儿不可控制的免疫反应相关的，合适剂量的钙调磷酸酶抑制剂（环孢素 A、他克莫司）的应用可抑制这种免疫反应，从而提高受孕率并减少复发性流产的发生。

2017 年的中国生殖免疫学大会上也报道了相关研究，对于不明原因的反复自然流产和反复着床失败，在对明确因素进行治疗后，并在排除恶性肿瘤和严重感染情况下，可以考虑短疗程、低剂量应用环孢素 A，可有效提高成功妊娠的机会。

卵巢保护得好，狼疮病人也可以生儿育女

笔者的一位病人，以难治性血小板减少症为表现的狼疮病人，多年来反复复发；年近 45 岁，抗磷脂综合征 4 次异常妊娠病史。之前看诊的医生都跟她说，断了怀孕生小孩的念想吧，后辗转到笔者处看诊，目前已成功怀孕。

其实这个病人能成功怀孕，我并不意外。因为在她第一次就诊时，AMH 接近 2.0 ng/mL，在同年龄组人群中并不算太差，而当时对医生的挑战更多的在于怎样把多年来反复的血小板减少控制好。现在病情控制好了，加上免疫相关的治疗，顺利怀孕就不出奇了。

AMH 也不是绝对的

这里需要提出的一点是，AMH 只是反映了小卵泡的数量，并不能体现出卵泡的质量。AMH 数值很高，但如果卵泡质量不好，也可能会影响受孕的概率。

狼疮生育，不一定是难题

综上所述，科学规范地治疗狼疮，治疗过程中注意做好卵巢保护，那么，狼疮病人实现生儿育女也不一定是难题。笔者也很荣幸可以见证蝶友们（狼疮病人）与"狼"共舞，破茧成蝶。

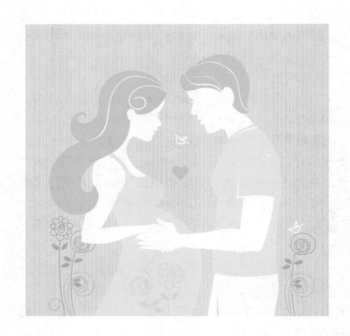

自身免疫疾病病人生育有"后悔药"？谈谈"冻卵"那些事

徐静蕾让"冻卵"话题成为热点

2015 年，媒体报道了一位新加坡的患癌女性，通过冻存卵巢组织，在肿瘤康复后移植卵巢组织并成功受孕，于 2015 年 5 月顺利生下亚洲首个通过移植卵巢组织受孕的婴儿。这条新闻并没有引起舆论的广泛关注，但却是生殖医学的一次不小的进步。

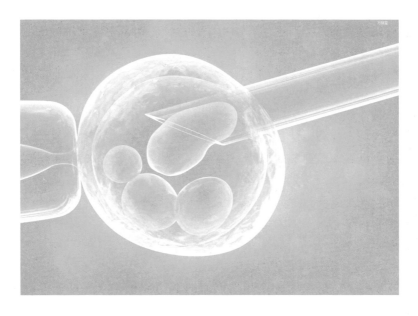

影视明星徐静蕾赴美冷冻卵子，并称其为"世界上唯一的后悔药"。现

实生活中，有很多女性和徐静蕾类似，虽然年龄逐渐变大，却还没有决定是否怀孕或还没有找到自己的"Mr Right"，也有一些女性由于身体疾病的原因不得不面对卵巢功能衰退的风险，对于她们而言，"冻卵"这一"后悔药"又是否可行？下面，我们就来谈谈"冻卵"的那些事。

什么是"冻卵"技术

我们通常说的"冻卵"技术，即女性生育功能的保存主要是通过"冻存"技术，把细胞保存在 −196 ℃的液氮中，使细胞停止生物代谢，状态停留在冻存的那一刻。

"冻卵"作为肿瘤病人治疗前生育功能保留措施

"冻卵"技术应用最多的领域之一是恶性肿瘤。目前，越来越先进的治疗手段得以帮助恶性肿瘤病人延长生命，许多年轻育龄期病人甚至儿童可以通过有效的抗肿瘤治疗获得较长的生存期，这也就对癌症病人的生育需求提出了新的要求。但是生殖细胞往往对放化疗等手段非常敏感，容易在肿瘤治疗过程中出现不可逆的损伤。例如，环磷酰胺和丙卡巴肼类化疗药物，可以导致20%～85%卵巢功能早衰，而5～10 Gy量的辐射就可以导致卵巢功能的衰竭。因此，已经被诊断为恶性肿瘤但又没有生育过的女性，在进行放化疗之前，需要考虑并和医生讨论关于保留生育细胞的问题。

"冻卵"技术在恶性肿瘤病人治疗前的应用已日渐被人们所接受和认可，2017年，新鲜出炉的欧洲好几个研究项目都进一步深入地探讨了这一技术。

需要保护生育功能的又何止恶性肿瘤

目前，已有不少研究表明，自身免疫疾病病人发生卵巢早衰的风险高于正常对照组。

Lupus 杂志上，一系列研究都已经告诉我们，年轻女性系统性红斑狼疮病人发生卵巢早衰风险可能高于健康对照人群。

引起自身免疫疾病病人卵巢早衰的原因不仅是药物

自身免疫疾病病人为什么相比健康对照组卵巢早衰发病率升高？其中一个众所周知的原因是治疗药物的应用。自身免疫疾病病人治疗原发病需要应用到激素、抗风湿慢作用药、免疫抑制剂等，很多刚得病的病人都会觉得，这些药听着都害怕。有研究提示，环磷酰胺（CTX）累积用量超过 10 g 是引起 SLE 病人卵巢早衰的独立相关因素。而很多中国的 SLE、类风湿关节炎（RA）等自身免疫疾病病人，治疗过程中还曾引用过雷公藤制剂，雷公藤制剂对卵巢的"摧毁"作用，也是令人恐惧的。CTX 和雷公藤是目前公认且已证实，有明确卵巢毒性的药物。而其他免疫抑制剂虽然并没有太多研究证实有卵巢毒性，但实际上有没有卵巢毒性也不得而知。

研究提示，CTX 可使 SLE 病人卵巢早衰的发生率升高约 12%。但是，数据提示，SLE 病人卵巢早衰的发生率最高可达 54%。除了药物因素外，近年来，风湿免疫科医生也越来越重视疾病损伤的因素。

不论是 SLE、SS、RA 还是系统性血管炎，都是系统性自身免疫疾病，其可引起系统性损害而导致心、肝、肺、肾多脏器的损伤，这种自身免疫过度活跃对脏器的损伤是广泛的，我们称之为疾病损伤因素，卵巢作为人体脏器之一自然也没法独善其身。2017 年 8 月，*Clin Rheumatol* 杂志上发表的一篇文章提示，年龄和疾病损伤是 SLE 病人卵巢功能下降（AMH 水平下降）的主要原因。

"冻卵"技术是否可应用于自身免疫疾病病人

基于以上分析，不论是治疗药物的应用还是疾病损伤因素本身，都可以引起自身免疫疾病病人卵巢的损伤，及生育功能的下降。因此，我们认为，自身免疫疾病病人也是需要考虑保留生育能力的群体。恶性肿瘤病人随着生存期的延长，尚且已经开始考虑生育能力的保留了，我们的自身免疫疾病病人，生存期远高于恶性肿瘤病人——实际上大多数自身免疫疾病病人生存期与健康人群无异，为什么生育能力的保留却没有引起充分的关注？这是一个值得引起每一位风湿免疫科医生深思的问题。自身免疫疾病病人，在接受治疗前，是否也可以采取"冻卵"技术作为生育功能保留措施？目前，可以说这一块领域在循证医学上是缺失的——正因为研究的空白，反而值得我们去考虑。

不过有部分自身免疫疾病如 SLE，"冻卵"技术中刺激卵巢的过程可能会诱发病情活动，所以应在病情稳定时再考虑该项技术。我们的经验认为，很多 SLE 病人其实在正规积极治疗下病情多能较快稳定，此时卵巢损伤尚未造成，选择此阶段进行生育能力保护措施也为时未晚。

"冻卵"需要了解的事

如果你考虑储存卵子，你需要了解刺激卵巢和抽取卵子的过程、风险和费用。另外也要注意以下事项：

（1）冷冻的卵子在溶解后必须用于体外受精/胚胎移植治疗（IVF），俗称试管婴儿的方式受孕。

（2）溶解后的卵子必须以细胞质内单精子注射（ICSI）将一个精子直接注射入一个卵子来帮助受精。2012年，《新英格兰医学杂志》发布的一项研究报告指出，ICSI受孕的婴儿在出生时检验出先天性异常的机会是自然受孕的1.77倍。在香港出生的婴儿中，先天性异常的机会为2.9%。以此推算，藉ICSI成孕的婴儿，其先天性异常的机会约为5.1%。在这些婴儿中，1%～1.5%的出现性别染色体异常，而自然受孕婴儿则大约只有0.5%有此问题。

（3）根据《人类生殖科技条例》（第561条），当使用冷冻技术于试管婴儿治疗时，你必须已婚及不育，否则冷冻的卵子不能使用。

（4）储存的卵子不一定能令你成功怀孕。

（5）卵子最长只可储存10年。

刺激卵巢的过程

你需要打针刺激卵巢，使多个卵泡发育成熟（每个卵泡内含有一颗卵子）。医生也会给你另一种打针药物来防止卵子过早排出。

在治疗周期月经的第2天或第3天，你需要看医生及检查。这天，你需要抽血检验女性激素水平。医生会替你进行阴道超声波检查。如果卵巢没有大的卵泡发育，就可以开始注射人绝经期促性腺激素（HMG）或促卵泡成熟激素（FSH）刺激卵巢。

为了防止卵巢过度刺激，以及决定抽取卵子的日期，医生需要监测卵巢对针药的反应。第一次超声检查会在打针4～5天后进行，医生会根据扫描的结果来安排后续的检查。整个刺激卵巢的过程为8～10天，其间需要2～4次超声波扫描，以确定抽取卵子的日期。有需要时可能要抽血检查激素水平。

当最大的卵泡直径≥18 mm时，就可以诱导卵子成熟。医生会指示你在晚上注射破卵针。你可以自行注射或在诊所接受注射。注射破卵针当天会抽血检查性激素水平。

注射破卵针后大约 36 h，医生会在超声波扫描引导下抽取卵子。

取卵手术通常在手术室里进行。如手术采取局部麻醉，医生会在抽取卵子前，在宫颈旁注射局部麻醉药，以减少在取卵过程中所产生的痛楚。假如取卵手术需要在静脉全身麻醉下进行，麻醉医生会在手背给你注射止痛药和镇静药。整个取卵程序需时 30～45 min。手术完毕后，你可在病房休息 2 h，如果你的血压和心跳一切正常，可在亲友陪伴下离开。

可能的并发症

刺激卵巢和抽取卵子的操作相当安全，甚少出现并发症。可能出现的并发症包括：

（1）卵巢过度刺激征（OHSS）：指卵巢受排卵药物刺激，因反应过烈而出现并发症。病人会有恶心及腹胀等症状，情况严重者可导致脱水、电解质紊乱、大量液体积聚在腹腔和胸腔、损害肾功能甚至死亡。重度 OHSS 并不常见（＜1%），一般发生在雌激素水平高和/或卵子数目多的病人身上。这些症状通常都会出现在排卵后的数天，月经来潮后病征便会减退。

（2）罕见的并发症：卵巢扭转引致卵巢坏死而需要切除卵巢。

（3）取卵程序所引起的并发症，包括麻醉的风险、出血、令腹腔内其他器官受创而需进行腹腔镜或剖腹手术、盆腔炎等。

（4）目前尚没有充分的科学证据去肯定接受卵巢刺激药物会导致癌症、卵巢功能提早衰竭或者内分泌失调等风险，有待进一步的数据去证实。

最后，需要提出的是，不同国家及地区关于卵子储存的管理政策不同，详情请咨询医生。

二、抗体与妊娠安全

抗核抗体阳性与复发性妊娠丢失有关吗

ANA 阳性见于哪些情况

ANA 阳性可见于自身免疫性疾病如系统性红斑狼疮、混合性结缔组织病、自身免疫性肝炎、系统性硬化症、幼年特发性关节炎、多发性肌炎/皮肌炎、干燥综合征、抗磷脂综合征、类风湿关节炎、自身免疫性甲状腺疾病等情况；ANA 阳性也可见于一些慢性感染如亚急性感染性心内膜炎、结核感染、传染性单核细胞增多症等；此外，需特别强调的是，也有约5%的正常人群可以出现 ANA 阳性。

综上所述，ANA 阳性可见于自身免疫性疾病、感染性疾病等情况，但也可见于正常人群，是否具有临床意义，需结合临床情况综合判断。

ANA 阳性与复发性妊娠丢失有关吗

我们一起看一下 UpToDate 临床顾问上面的意见：ANA 阳性女性与 ANA 阴性女性，妊娠结局是没有差异的，即认为 ANA 阳性与复发性妊娠丢失并无关系。但细看 UpToDate 上给出这个结论所参考的文献似乎有些年份了（1989 年）。

那么，在近年的相关研究文献中，排除了一些实验设计或证据级别不高的文献后，与此相关的文献似乎仅有 2010 的一项研究，该研究认为 ANA 可能与女性复发性妊娠丢失有一定潜在关系，但是并非完全确定。

综上所述，目前循证医学证据对 ANA 阳性与复发性妊娠丢失的关系有争议，不明确。ANA 阳性可能与复发性妊娠丢失有一定关系。

ANA 阳性妇女备孕需要特殊治疗吗

ANA 阳性妇女备孕是否需要特殊治疗?

(1) SLE 病人仅 10%～15% 经过治疗控制疾病活动后出现 ANA 转阴,即有 85%～90% 病人治疗后 ANA 仍持续阳性。

(2) 少数病人 ANA 是阴性其实是因为尿蛋白导致抗体丢失所致,随着治疗尿蛋白下降,反而会出现 ANA 阳性。也就是说,有部分病人,经过治疗反而出现 ANA 阳性。

(3) 目前证据都认为,ANA 滴度高低、是否转阴,与自身免疫性疾病病情活动度并不平行。

综上所述,合并自身免疫疾病病人 ANA 阳性,经过积极有效治疗,仅有小部分病人出现 ANA 转阴,至于哪部分病人会出现转阴,答案是不知道!不知道,即看运气呗,因此,ANA 转阴这件事本身具有不可控性。

所以,综合以上分析,ANA 阳性可能与复发性妊娠丢失有一定关系,但并不确切,且 ANA 转阴具有不可控性,也无证据证明 ANA 阳性妇女备孕时需要额外的特殊治疗。

SLE 病人 dsDNA 持续阳性可否备孕

回归生殖医学科医生与我探讨的这位病人,该病人确诊 SLE 已较长年份,目前经治疗病情平稳无不适,临床无重要脏器损坏,血尿常规正常无肾损害,补体 C3、C4 正常已较长时间,但是持续双链 DNA(dsDNA)阳性滴度 200 IU/mL 以上,是否可以备孕?

毫无疑问,dsDNA 与 SLE 病情活动度是有密切关系的。

有许多指标的变化能提示 SLE 病情活动,如新发皮疹、活动性精神 - 神经病变、蛋白尿出现或增加、红细胞沉降率增快等。低白蛋白血症、高球蛋白血症、抗 dsDNA 抗体滴度升高,补体 C3、C4、CH50 水平下降,也与病情活动高度相关。

对于大部分病人,经治疗病情缓解后抗 dsDNA 抗体效价可降至正常,补体可升至正常。但也有部分病人长期抗 dsDNA 抗体效价或补体无法完全恢复正常,但临床症状及其他指标完全正常,对于这部分病人,应动态评估,而不把 dsDNA 阴性或补体正常作为病情控制缓解的硬性指标。

综上所述,如果病人临床病情稳定,其他指标都很理想,那么,单一 dsDNA 升高,并不是备孕的禁忌证。

SSA/Ro 和 SSB/La 抗体阳性对胎儿安全的威胁

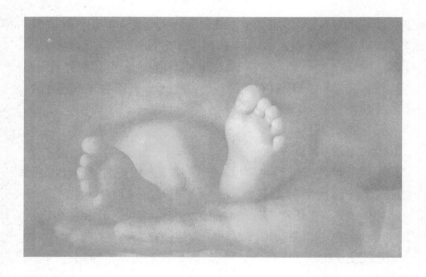

抗 SSA/Ro 和抗 SSB/La 抗体阳性对妊娠的危害

系统性红斑狼疮（SLE）、干燥综合征（SS）、类风湿关节炎（RA）等自身免疫疾病病人及抗 SSA/Ro 和抗 SSB/La 抗体阳性母亲，妊娠期间胎儿发生完全性心脏传导阻滞或出生婴儿发生新生儿狼疮的风险为 1%～2%。

如果母体抗 SSA/Ro 和抗 SSB/La 抗体阳性，则暴露于抗 SSA/Ro 和抗 SSB/La 抗体的胎儿发生完全性心脏传导阻滞的风险增加。新生儿狼疮是由于母体的抗 SSA/Ro 和/或抗 SSB/La IgG 抗体经胎盘转运给新生儿从而获病。母亲有 SLE、SS、RA 或其他自身免疫疾病，甚至是抗体阳性但临床表现正常的妇女（因临床无症状，未做筛查，故常生产前并不知晓抗体情况），生的宝宝都有可能发生该病。

抗 SSA/Ro 和抗 SSB/La 抗体阳性母亲，如果曾生产心脏型新生儿狼疮的，则再次生产心脏型新生儿狼疮的概率高达 15%。

胎儿宫内心脏传导阻滞的监测

一般，胎儿心脏传导阻滞在妊娠 18～24 周之间发生。因此，临床中应该对具有抗 SSA/Ro 和抗 SSB/La 抗体阳性的女性增加胎儿监测以发现是否有心脏传导阻滞。建议在妊娠 16～24 周间，应进行胎儿心脏超声检查，监测胎儿心脏结构及传导情况。

胎儿宫内心脏传导阻滞的抢先治疗

羟氯喹（HCQ）400 mg/d，是目前唯一有循证医学证据支持的心脏型新生儿狼疮的抢先治疗手段，研究表明 HCQ 可降低心脏型新生儿狼疮的总体风险。在备孕时就应开始用药，最迟应在妊娠 6～10 周期间开始使用 HCQ。

监测到发生胎儿心脏传导阻滞怎么办

目前为止，并没有使用糖皮质激素预防胎儿心脏传导阻滞的证据，因此不建议使用糖皮质激素作为抢先治疗的预防性用药。

对于已发生的胎儿心脏传导阻滞，综合多个研究认为，糖皮质激素在胎儿心脏传导阻滞的治疗中疗效并不确切。但是，尽管没有确切的循证医学证据，权衡利弊后我们仍建议：对于胎儿发生一度心脏传导阻滞的孕妇，应当立即给予地塞米松治疗，相当大的可能可以使胎儿 2 周内心脏传导正常化。

对于胎儿发生二度心脏传导阻滞或二度/三度交替的心脏传导阻滞，也应立即给予地塞米松治疗，虽然治疗可能不一定可以改善结局。

对于三度心脏传导阻滞，即完全性心脏传导阻滞，即使进行糖皮质激素治疗亦不可逆转，故不建议过度治疗。

新生儿狼疮有什么表现

对于狼疮妈妈，孩子顺利出生后，是否就万事大吉了呢？并不是的。对于抗 SSA/Ro 和抗 SSB/La 抗体阳性母亲生的宝宝，我们需警惕新生儿狼疮的发生。

新生儿狼疮有哪些表现呢？新生儿狼疮主要的皮肤表现为眶周融合性、鳞屑样红斑，皮疹常在出生后 4～6 周出现，好发于曝光部位，其特征性皮疹呈"浣熊眼"，也可以累及躯干和四肢。

而新生儿狼疮最重要的并发症是先天性心脏传导阻滞。抗 SSA/Ro 和抗 SSB/La 抗体阳性的病人，首次妊娠者胎儿完全性心脏传导阻滞的发病率为 0.5%～2%。虽然新生儿狼疮中心脏传导阻滞的发病机制尚未被完全阐明，但怀疑是抗 SSA/Ro 和/或抗 SSB/La 抗体结合至胎儿心脏组织，导致房室结及其周围组织发生自身免疫性损伤所致。

当然，除了皮肤病变，心脏病变，新生儿狼疮还可以表现肝胆系统损伤、血液系统损伤、神经系统损伤等，但发生概率并不高。

抗 SSA/Ro 和抗 SSB/La 哪个对心脏影响比较大

临床上很多医生会把抗 SSA/Ro 抗体等同于抗 SSB/La 抗体，实际上，抗 SSA/Ro 抗体≠抗 SSB/La 抗体。研究提示，婴儿产前暴露在高滴度的抗 SSB/La 抗体水平下往往表现的是新生儿狼疮非心脏方面的特征，而心脏疾病主要与中、高滴度的母体抗 SSA/Ro 抗体水平相关，与 SSB/La 抗体相关性则没有那么强。

新生儿狼疮应当如何治疗

新生儿狼疮的系统受累除心脏外，皮肤、血液和肝胆系统的病变往往是暂时性的。有皮损的宝宝需避免日光直射，必要时可外用激素，但不推荐使用全身激素。而心脏受累、心动过缓失代偿的患儿，有 2/3 的需要植入起搏器。

宝宝抗体阳性怎么办

抗 SSA/Ro 和抗 SSB/La 抗体阳性母亲生的宝宝，出生时抗核抗体（ANA）和抗 SSA/Ro、抗 SSB/La 抗体很大可能会出现阳性，这主要是由于妊娠时母体中的抗 SSA/Ro 和/或抗 SSB/La 抗体经胎盘途径转移所致。

但是实际上，宝宝抗体阳性并不意味着宝宝就一定会发生新生儿狼疮，也不意味着以后得狼疮等结缔组织病的风险会增高。如上所述，新生儿狼疮发病主要由于母体中的 SSA/Ro 和/或 SSB/La 抗体经胎盘途径转移所致。宝宝此时的抗体，主要来自妈妈，并不是自己产生的。这些抗体往往在宝宝6个月后才会从体内消失。但是，需要注意动态观察宝宝的自身免疫性抗体，如果抗体长期阳性，宝宝日后发展为自身免疫疾病的风险则会增高。

抗 SSA/Ro、抗 SSB/La 抗体阳性母亲还可以母乳喂养吗

母亲抗 SSA/Ro 和/或抗 SSB/La 抗体阳性，还可以进行母乳喂养吗？研究提示，可在抗 SSA/Ro 和/或 SSB/La 抗体阳性的女性乳汁中检出大量的这些抗体，但没有证据显示新生儿狼疮是由母乳喂养所致或会因母乳喂养而加重。因此，对于这一类母亲，我们并不反对母乳喂养。

线上咨询案例

母亲狼疮病人，产后9个月，哺乳期，女儿9月大，医院检测 SSA 抗体弱阳性。妈妈非常担心女儿是否遗传了干燥综合征。

笔者的回复如下：

目前宝宝检测的结果是 SSA 弱阳性。宝宝 SSA 抗体有三个可能的来源：①孕期抗体经胎盘途径转移，此来源的抗体一般在宝宝6个月后才会从体内消失。②母乳分泌，SSA 抗体阳性女性乳汁中会分泌大量抗体，但没有证据证明母乳喂养会诱发新生儿狼疮，也没有证据证明会增加宝宝以后系统性红斑狼疮、干燥综合征等免疫病的发病概率。③宝宝自己产生的抗体。结合具体情况，抗体弱阳性即滴度很低，目前又仍在哺乳，考虑是母乳分泌引起的可能性更大。如果是这种情况则不用太担心，等停止哺乳后再复查，如果复查抗体消失则证明确实由母乳分泌引起。

二次怀孕，胎心又"停跳"，竟是风湿惹祸

　　孕妇怀孕期间发现胎儿心跳停止，一般首先都是去看妇产科，谁会去看风湿科？但一位 28 岁的孕妇却是这样误打误撞找对了医生，及时为宝宝捡回一命！经过风湿免疫科、妇产科、生殖医学科医生的保驾护航，近日，宝宝最终顺利出生。

　　这是 2016 年 11 月深圳市卫生和计划生育委员会报道的一个真实病例。

　　起因：连续两胎心跳"停止"

　　这位孕妇是笔者的中学同学。两年多前第一次怀孕时，在怀孕 8 周多时胎儿就停止了发育，胎死腹中。2016 年年初，她第二次怀孕，第 7 周时做超声检查已经可以看到胎心，后来复查，胎心又消失了，也可能是胎心跳动太弱，无法检测出来。

　　她赶紧找笔者帮忙推荐好的妇产科医生。出于专业敏感性，笔者首先考虑到了一种常常与异常妊娠有关的免疫性疾病——抗磷脂综合征。一查抗心磷脂抗体，果然阳性！当即建议用药治疗（羟氯喹＋小剂量阿司匹林＋低分子肝素）。孕妇丈夫本身也是广东某基层医院的医生，但医院里没有风湿免疫科，医院的妇产科医生也从未听过抗磷脂综合征这个病。夫妻俩一度担心服药后会带来出血和胎儿畸形的风险。

　　笔者再三解释，这些药在风湿免疫科已经被证实可以在孕期使用，而且对抗磷脂综合征的病人来说利远大于弊。孕妇最终遵照医嘱用药治疗，一个多星期后复查超声，胎心果然恢复正常了。

进展：30 周远程监护，宝宝顺利出生

在这位孕妇的整个孕期，笔者一直远程为孕妇保驾护航，指导她在当地医院检查用药，共同承担风险。

"明天就 9 周了。"

"复查超声，8～12 周最容易停育。熬过这段时间，成功概率就大了。"

"我知道，我会坚持的。"

微信上，全是这样的对话。

笔者也随时就孕妇的身体情况与妇产科医生讨论，及时调整用药。功夫不负有心人，在多个学科医生的紧密监测和帮助下，最终孩子足月顺利出生。

因此，我们提醒，孕妇遇到反复的异常妊娠，需要警惕抗磷脂综合征，请到风湿免疫科就诊筛查。

狼疮病人需要警惕的抗磷脂综合征

上面我们举了一个抗磷脂综合征成功救治的病例，下面我们讲讲究竟什么是抗磷脂综合征。

什么是抗磷脂综合征

抗磷脂综合征（APS）是一种以反复动脉或者静脉血栓、流产或者死胎为主要临床表现，同时伴有抗心磷脂抗体（ACL）、$\beta 2GP1$、狼疮抗凝物（LA）持续阳性的疾病。该疾病可继发于系统性红斑狼疮、干燥综合征、类风湿关节炎或者其他自身免疫病，但也可单独出现（原发性抗磷脂综合征）。无论原发或继发的 APS，其临床表现及实验室检查的特征并无差别。

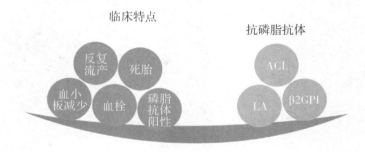

抗磷脂综合征（APS）

根据主要临床表现的不同，我们将抗磷脂综合征分为血栓性 APS 和产科 APS。我们这里着重说一下产科 APS。胎盘血管的血栓导致胎盘功能不全是产科 APS 的主要原因，由此可引起习惯性流产、胎儿功能窘迫、宫内发育迟滞或者早产、死胎。

产科抗磷脂综合征临床表现

有 15%～20% 的抗磷脂综合征病人出现 3 次及以上的流产，如不进行治疗，流产的发生率高达 50%～90%。流产的原因是因为胎盘血管内血栓形成而导致胎盘供血不足，从而引起胎儿功能发育不良。典型的产科 APS 常发生于妊娠 10 周以后，但也可发生得更早。在第 34 周或之前还可以发生先兆子痫、妊娠高血压及严重的胎盘功能不足导致的早产。

习惯性流产或胎死宫内是产科 APS 的主要特征，可发生于妊娠的任何阶段，部分没有任何基础免疫疾病的女性，反复发生习惯性流产或死胎，需要警惕原发性抗磷脂综合征存在的可能。

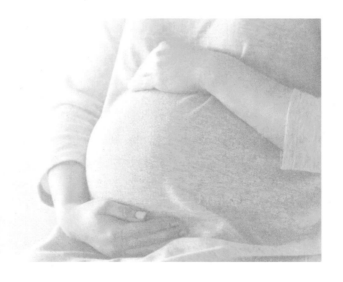

抗磷脂综合征的治疗

APS 是风湿免疫科与产科交叉学科，属于复杂妊娠情况，常常需要风湿免疫科医生与产科医生共同诊治。APS 的治疗即预防异常妊娠，改善妊娠结局的主要措施包括阿司匹林抗血小板、低分子肝素抗凝及免疫治疗，根据 APS 有无血栓病史、有无异常妊娠病史以及抗体的情况和是否存在基础自身免疫疾病的情况，治疗力度有所不同。

对于 LA 阳性或者抗磷脂抗体（APL，包括 ACL 和 β2GP1）中高滴度阳性，即使没有异常妊娠或血栓的病史，也应使用小剂量阿司匹林（LDA）

治疗；如果有血栓病史，则应该使用治疗剂量的低分子肝素（LMWH）治疗；如果合并有任何一项的异常妊娠病史，则应同时联合应用小剂量阿司匹林和预防剂量的 LMWH。合并的异常妊娠病史包括：①2 次以上妊娠前12 周胎儿丢失；②1 次或 1 次以上死胎；③1 次或 1 次以上的早产。

LA阳性或APL中高滴度阳性，无妊娠丢失或血栓史：
小剂量阿司匹林

LA阳性或APL中高滴度阳性，有血栓史：
治疗剂量LMWH

LA阳性或APL中高滴度阳性，合并以下任何一项：
（1）2次以上妊娠前12周胎儿丢失
（2）2次以上妊娠前12周胎儿丢失
（3）1次或1次以上早产
LDA联合预防剂量LMWH

APS 妊娠处理

抗体阳性但达不到 APS 诊断者的处理

对于 LA 阳性或 APL 中高滴度阳性但未能确诊 APS 的病例，如果孕早期妊娠丢失且没有血管栓塞病史≤2 次，或仅存在低滴度的 APL 而 LA 阴性，对这部分病人，也有证据提示应该按标准的产科 APS 进行治疗。

应重视"三阳"病人

对于 APL "三阳"的病人，即 LA、ACL 和 β2GP1 都阳性，相对于单一抗体阳性者，风险更高，更应该充分重视，妊娠期更加密切监测。

综上所述，临床中遇到不明原因的习惯性流产或死胎，需考虑寻求风湿免疫科医生帮助，有时候可以让"枯木逢春"。存在抗磷脂综合征相关抗体或确诊的抗磷脂综合征病人妊娠，需在风湿免疫科和产科医生共同协作下备孕、妊娠、生产。

三、妊娠期及哺乳期用药

风湿免疫疾病备孕、妊娠期、哺乳期用药"琅琊榜"

自从国家放开二胎政策，包括风湿免疫科门诊及狼疮专病门诊咨询备孕、妊娠问题的病人渐增，尤其有关风湿免疫疾病备孕时期、妊娠期、哺乳期用药，更是大家关注的热门话题。这里结合英国风湿病学会（BSR）妊娠期及哺乳期抗风湿药应用指南及相关文献资料，结合临床经验，谈谈风湿免疫疾病备孕、妊娠期、哺乳期用药"琅琊榜"。

1. 风湿免疫疾病用药"琅琊榜"首当属糖皮质激素

（1）泼尼松在备孕期、妊娠期全程、哺乳期均可使用，但备孕及孕期建议维持剂量不超过 15 mg/d 以上，如哺乳期泼尼松使用剂量超过 20 mg/d（即 4 片以上），还是建议服药 4 小时后再行哺乳。泼尼松在备孕、妊娠、哺乳全时期的使用安全性高，指南证据级别高，推荐等级高，"琅琊榜"第一当之无愧。

（2）甲泼尼龙与泼尼松龙（需注意此处为泼尼松龙，与泼尼松不同），最新指南中建议在哺乳期、孕期及父方可以使用。

2. 羟氯喹（HCQ）

羟氯喹也是安全性极高的药物，在备孕期、妊娠期全程、哺乳期均可使用，而且，对于风湿免疫疾病病人尤其是系统性红斑狼疮病人，建议妊娠期应全程持续用药。研究表明，对于系统性红斑狼疮的病人，羟氯喹的使用，可减少病人妊娠期病情的复发，减少异常妊娠的发生，减少抗磷脂综合征病人出现血栓的风险，减少合并感染的发生，降低脂代谢紊乱。对于抗 SSA/SSB 阳性的病人，建议服用，以降低胎儿心脏传导阻滞的发生率。因此，羟氯喹在备孕、妊娠期、哺乳期用药"琅琊榜"同样居于榜首，并且，在系统性红斑狼疮治疗中的地位更是重要，推荐剂量为 200 mg，每天 2次，不建议减量使用。

3. 柳氮磺吡啶（SASP/SSZ）

妊娠期可使用柳氮磺吡啶，但建议同时每日补充叶酸片 5 mg；哺乳期可使用柳氮磺吡啶；柳氮磺吡啶可降低男性生殖能力，但并无建议推荐备孕停用柳氮磺吡啶，除非备孕超过 1 年未成功，否则不考虑为柳氮磺吡啶的影响。

4. 硫唑嘌呤（AZA）

妊娠期可使用≤2 mg/（kg·d）的硫唑嘌呤；哺乳期硫唑嘌呤的应用亦无禁忌；男性备孕可使用。

5. 环孢素（CsA）及他克莫司（FK－506）

以上两个药物妊娠期均可使用药物最低有效剂量进行治疗；哺乳期可以使用；男性备孕亦可以使用。

6. 静脉用丙种球蛋白（IVIG）

妊娠期、哺乳期均可以使用，认为其对机体无害。

7. 吗替麦考酚酯（MMF）

妊娠期禁用；备孕至少提前 6 周停用；哺乳期可通过乳汁分泌，故不推荐使用。有限的证据提示男性备孕可使用，但不作为常规推荐。

8. 甲氨蝶呤（MTX）、来氟米特（LEF）、环磷酰胺（CTX）

以上三种药物均不推荐在备孕、妊娠期及哺乳期使用。甲氨蝶呤应在备孕前 3 个月停用。使用来氟米特的病人，备孕前需先行考来烯胺进行洗脱。

9. 沙利度胺

备孕、妊娠期、哺乳期均禁止使用！

10. 生物制剂

（1）抗肿瘤坏死因子抑制剂。英夫利昔单抗（类克）可持续使用至孕16周，而依那西普（恩利）和阿达木单抗（修美乐）可使用至妊娠中期；以上药物，哺乳期均可以使用，但推荐谨慎使用；有限的证据显示男性备孕期间可以使用以上药物。

（2）托珠单抗（雅美罗）。备孕应提前 3 个月以上停用；但孕早期意外使用可能无害；哺乳期不推荐使用；男性备孕期间可能无害，但推荐级别较低。

（3）利妥昔单抗（美罗华）。怀孕前 6 个月应停用；孕早期的意外使用可能无害；哺乳期不推荐使用；男性备孕期间可能无害，同样，推荐级别较低。

11. 非甾体类抗炎药（NSAID）

孕前 3 个月使用，有增加胎儿畸形的风险，孕 20 周后用可导致胎儿肾功能不全，因此孕早期也要谨慎；孕 32 周后使用可发生胎儿动脉导管早闭，风险增高达到 15 倍，因此，必须避免使用；以上数据主要为非选择性NSAID，对于 COX-2 抑制剂无太多研究，孕期最好避免使用；多数 NSAID哺乳期乳汁含量很少，哺乳期用药未发现明确的不良反应。

12. 阿司匹林

对于抗心磷脂抗体综合征等疾病需要使用阿司匹林的病人，孕期采用 < 325 mg/d 的小剂量，整个孕期均可使用。

2016 EULAR 关于抗风湿药妊娠期/哺乳期的用药推荐

这里介绍一下 2016 EULAR（欧洲风湿病学会）关于抗风湿药妊娠期及哺乳期的用药推荐，看看跟前面介绍的 BSR 推荐有什么不同。

该推荐提出的四个首要原则

（1）每位病人均应确定家庭计划，在备孕前须调整治疗方案。

（2）风湿免疫疾病病人妊娠前、妊娠期及哺乳期治疗应在预防及控制母体病情活动的同时不对胎儿/乳儿造成伤害。

（3）在考虑药物对胎儿/乳儿带来的风险的同时，应综合权衡不治疗母亲疾病给病人及胎儿/乳儿带来的风险。

（4）妊娠期及哺乳期用药，应由内科医生/风湿免疫专科医生、妇产科医生及病人共同协商决策。

也即有计划、医生指导、权衡利弊、病人参与是总体原则，更符合个体化治疗方案的制订。

该推荐提出妊娠期抗风湿药应用的 7 个观点

（1）被证实妊娠期可安全使用的传统合成缓解病情抗风湿药物（csD-MARDs），包括羟氯喹、氯喹、柳氮磺吡啶、硫唑嘌呤、环孢素、他克莫司及秋水仙碱。如需要，妊娠期应继续使用这些药物以维持病情缓解或治疗病情活动。

笔者注：既往的认知往往认为秋水仙碱于妊娠期是有害的，但 2016 BSR 指南并未提及秋水仙碱。2016 EULAR 指南提出妊娠期可安全使用秋水仙碱是基于一个对照研究及 1 组病例报道，一共涉及 460 名风湿免疫疾病妊娠病人，结果表明妊娠期使用秋水仙碱与妊娠期胎儿丢失无关，证据级别为 2b 级。

（2）csDMARDs，包括甲氨蝶呤、霉酚酸酯以及环磷酰胺，有致畸作用，均应在妊娠前停用。

笔者注：2016 年 BSR 的指南的推荐意见是甲氨蝶呤应在孕前 3 个月停用，霉酚酸酯应至少提前 6 周停用；环磷酰胺须提前停药，但具体提前多久未做推荐，而我们在临床中一般要求需提前 3～6 个月停用。

（3）如控制病情活动症状需要，非选择性非甾体类抗炎药（NSAIDs）及泼尼松妊娠期应考虑继续用药。NSAIDs 在孕期应仅限于妊娠早、中期使用。

笔者注：孕 32 周后使用 NSAIDs 可发生胎儿动脉导管早闭，其风险增高至 15 倍，因此，孕晚期必须避免使用。

（4）在妊娠期严重的、难控制的母体疾病，应考虑使用甲泼尼龙冲击治疗、静脉注射免疫球蛋白，甚至在妊娠中晚期应用环磷酰胺。

笔者注：妊娠期出现严重的病情活动，甲泼尼龙冲击以及免疫球蛋白治疗是没有疑问的，环磷酰胺应用的前提是威胁生命或重要脏器，权衡利弊后慎用，也即"救命要紧"的时候医生才会考虑使用，这一点与 2016 BSR 指南一致。

（5）目前，妊娠期用药应用证据不足的 csDMARDs、靶向合成缓解病情抗风湿药物（tsDMARDs）以及抗炎药物应避免应用，直至有进一步证据（支持妊娠期应用），包括来氟米特、麦帕克林、托法替布、和选择性 cox-Ⅱ抑制剂。

（6）在生物缓解病情抗风湿药物（bDMARDs）中，抗肿瘤坏死因子（TNF-a）抑制剂在妊娠早期可继续用药。依那西普和赛妥珠单抗由于胎盘转运率低，或可考虑妊娠全程应用。

笔者注：2016 EULAR 关于妊娠期 bDMARDs 的应用推荐，未提到阿达木单抗和英夫利西单抗。2016 BSR 指南的相关推荐意见是：英夫利西单抗在类风湿关节炎或强直性脊柱炎中可持续使用至孕 16 周，阿达木单抗可使用至妊娠中期结束（即 30 周末）。关于依那西普，BSR 指南推荐同样是可使用至妊娠中期结束（即 30 周末），但 EULAR 指南则提出或可考虑妊娠全程应用，该推荐意见基于 3 项对照研究，共涉及 332 名风湿免疫疾病妊娠病人，结果表明妊娠期使用依那西普与妊娠期胎儿丢失无关，证据级别为 2b 级。

（7）其他 bDMARDs，如利妥昔单抗、阿那白滞素、托珠单抗、阿巴西普、贝利木单抗和优特克单抗，由于缺乏妊娠期安全用药证据支持，应在妊娠前换用其他药物，仅当妊娠期无其他药物替代时方可考虑使用。

该推荐提出哺乳期抗风湿药应用的 4 个观点

（1）若母乳喂养的乳儿无禁忌，哺乳期可使用的 csDMARDs 和抗炎药可继续用药，包括羟氯喹、氯喹、柳氮磺吡啶、硫唑嘌呤、环孢素、他克莫司、秋水仙碱、泼尼松、免疫球蛋白、非选择性 NSAIDs 以及塞来昔布。

（2）目前哺乳期用药应用证据不足的 csDMARDs、tsDMARDs 以及抗炎药物应避免应用，包括甲氨蝶呤、霉酚酸酯、环磷酰胺、来氟米特、麦帕克林、托法替布和选择性 cox-2 抑制剂（塞来昔布除外）。

笔者注：关于哺乳期 NSAIDs 的应用，BSR 推荐选择非选择性 NSAIDs，EULAR 的推荐提出选择性 cox-2 抑制剂中塞来昔布是可以应用的，该推荐意见基于一项入组 25 名病人的研究，9 名乳汁中未检测到塞来昔布分泌，16 名检测到非常少量的塞来昔布分泌，未观察到明显不良反应，故推荐哺乳期可以安全使用。而非选择性 NSAIDs 的数据是，20 名乳汁中未检测到药物分泌，14 名检测到非常少量的药物。

（3）英夫利西单抗、阿达木单抗、依那西普和赛妥珠单抗乳汁转移率低。TNF-a 抑制剂在哺乳期女性可考虑应用。

笔者注：该推荐意见与 BSR 相一致。

（4）其他 bDMARDs 如利妥昔单抗、阿那白滞素、贝利木单抗、优特克单抗、阿巴西普，由于缺乏哺乳期安全用药证据支持，应避免应用。但是，若无其他替代方案，基于 bDMARDs 的药理学特征，哺乳期不应阻止上述药物的应用。

笔者注：EULAR 的推荐未提到哺乳期 IL-6 拮抗剂托珠单抗的应用，而 BSR 推荐由于哺乳期托珠单抗是否会通过乳汁分泌目前并不清楚，故哺乳期不推荐使用。

指南和管理推荐的制订，旨在规范大家的诊疗行为以确保医疗安全。但是，再详细的指南推荐都会有没涉及的范围，不同指南间也有"打架"的时候。所以，作为专科医生，不但要熟知指南推荐，对于指南推荐所引用的依据及背后的数据都应有所了解，这样在临床实际应用中才能得心应手。循证医学不是教条地应用循证证据或照搬指南，而是"慎重、准确和明智地应用当前所能获得的最好的研究依据，同时结合医生的个人专业技能和临床经验，考虑病人的价值和愿望，将三者完美地结合，制订病人的治疗措施"。

系统性红斑狼疮妊娠期及围产期用药调整

这是一个老生常谈的话题，系统性红斑狼疮病人妊娠期及围产期用药该如何调整？狼疮病人很关心这个问题，但实际上不一定了解。临床中医生做法也各不相同，除了相关规范指引，临床应用中还应结合病人的具体情况个体化调整药物剂量。

妊娠期用药

泼尼松/甲泼尼龙在备孕期、妊娠期全程、哺乳期均可使用，但备孕及孕期建议维持剂量不超过 15 mg/d。国外文献资料报道哺乳期泼尼松使用剂量超过 50 mg/d（中国指南为 20 mg/d）时，建议服药 4 小时后再行哺乳。

硫唑嘌呤（AZA）、环孢素（CsA）及他克莫司（FK－506）、静脉用丙种球蛋白（IVIG）：如病情需要妊娠期、哺乳期均可以使用。

妊娠前停药：吗替麦考酚酯（MMF）需提前 6 周停用；甲氨蝶呤（MTX）、环磷酰胺（CTX）需提前 3 个月停用；来氟米特（LEF）需至少提前半年停用，并行考来烯胺进行洗脱；沙利度胺，美国 FDA 网站建议需停药 4 周后可解除避孕措施。以上药物哺乳期均不可以使用。

围产期激素用量调整

对于病情稳定的、每日口服糖皮质激素剂量相当于泼尼松 5 mg/d 者进行人工流产、正常分娩或剖宫产手术时均不需要额外增加激素的剂量。

＞泼尼松 5 mg/d，进行人工流产、中期引产手术或正常生产，在原激素的基础上，在手术当日或产程启动时加服用泼尼松 5 mg，也可于产程启动时或手术前 0.5 小时静脉注射氢化可的松 25 mg，次日恢复原口服剂量即可。

>泼尼松 5 mg/d，进行剖宫产手术，在原激素剂量的基础上，在手术当中静脉输注氢化可的松 50～75 mg，术后次日起改为静脉注射氢化可的松 20 mg，每 8 小时 1 次，术后第 3 天恢复至术前用量即可。

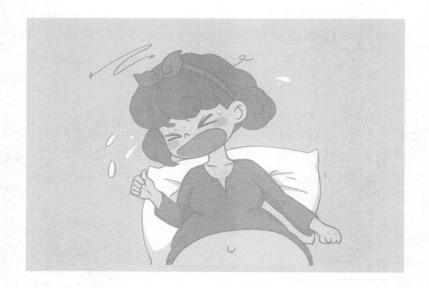

来氟米特备孕洗脱问题

来氟米特的适应证

来氟米特是风湿免疫科临床比较常用的免疫抑制剂/慢作用药物。来氟米特药物说明书中的适应证包括：①适用于成人类风湿关节炎，有改善病情作用；②狼疮肾炎。

来氟米特的用法

用于治疗成人类风湿关节炎，一般建议间隔 24 小时给药。为了快速达到稳态血药浓度，药物说明书建议最初 3 天给予负荷剂量一日 50 mg，之后根据病情给予维持剂量一日 10 mg 或 20 mg。然而，在类风湿关节炎治疗中，来氟米特属于缓解病情慢作用药物，起效很慢，临床上不一定会按负荷剂量给药，而是根据病情轻重及用药情况（单药/联合用药）不同，一般每日给予 10 ~ 20 mg。用于狼疮肾炎，则根据病情选择每日 20 ~ 40 mg，每日 1 次给药。

来氟米特的洗脱方法

狼疮病人以育龄期女性多见，患者的备孕/妊娠是医患都非常关心的问题。事实上，不单女性，男性也应注意。准备生育的男性应考虑中断服药，同时服用考来烯胺（考来烯胺）进行洗脱；孕妇及尚未采取可靠避孕措施的育龄期妇女及哺乳期妇女亦禁用，如女性备孕前曾使用来氟米特，则同样应当使用考来烯胺进行洗脱。否则，来氟米特会在体内残留而对妊娠带来不利影响。

考来烯胺使用方法：口服考来烯胺，8 g，每日 3 次，连服 11 天。

来氟米特停用后使用考来烯胺进行洗脱，并且至少停药超过半年方可开始备孕。

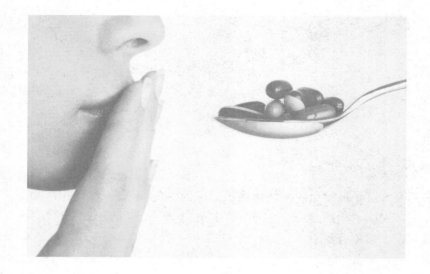

狼疮妈妈究竟可不可以哺乳

如何将病人的病情控制稳定至可以备孕？病人妊娠期如何为其保驾护航，使其不出现明显病情活动？病人妊娠期万一出现病情活动，怎么办？狼疮病人产后可不可以哺乳？这些都是狼疮妊娠门诊需要解决的问题。这一节，我们就来谈谈狼疮妈妈产后哺乳的那些事儿。

中国妈妈们有"坐月子"的习俗，出月子之前她们往往不轻易回来见医生。一旦她们哭丧着脸跑回门诊找到笔者，无非是遇到了以下问题：①产科医生说哺乳可能会影响狼疮病情，到底要不要停止哺乳？②听说吃的药多可能对宝宝有影响，但是又舍不得断奶，怎么办？

问与答

Q：哺乳对狼疮病情究竟有没有影响？

A：哺乳时，母体血液中泌乳素水平会升高，确实有研究证明产后高泌乳素血症是产后狼疮病情活动或复发的危险因素。

Q：那哺乳期是不是不可以哺乳？

A：对于妊娠期间出现病情活动明显或病情复发的病人，我们确实不建议产后哺乳，因为担心高泌乳素血症这个危险因素会成为"压死骆驼"的稻草。但是，已经有很多研究证明，对于病情控制稳定的病人，极少因为哺乳引起明显的病情活动或病情复发。所以，2015年，中国系统性红斑狼疮研究协作组的专家们讨论，考虑到母乳中含有大量对胎儿有益的物质，而且母乳喂养有利于儿童的心理与生理健康发育，有利于产妇的恢复，因此，推荐狼疮病人进行母乳喂养。这是全国顶尖风湿免疫科医生、妇产科医生和儿科医生一起基于循证医学研究的前提下，集体讨论后推荐的。

Q：哺乳期用药，不影响宝宝健康吗？

A：对于病情稳定的狼疮病人，刚从妊娠期结束，一般在用的药物无非是激素（泼尼松和甲泼尼龙是安全的）、羟氯喹、非甾体类抗炎药（NSAID），有些可能有用低剂量的免疫抑制剂如硫唑嘌呤、环孢素、他克莫司，合并抗磷脂综合征者则会使用阿司匹林，用这些药物期间都是可以安全哺乳的，对宝宝没有影响。2015 年，中国专家组制订的狼疮围产期管理建议，在使用硫唑嘌呤、环孢素、他克莫司期间最好不要哺乳。但是，2016 年，欧洲风湿病学会（EULAR）和英国风湿病学会（BSR）就推出了 EU-LAR 版和 BSR 版的风湿免疫疾病/狼疮妊娠期及哺乳期用药推荐，新推荐结合最新的研究成果，指出在使用硫唑嘌呤、环孢素、他克莫司的狼疮病人也是可以安全哺乳的。

Q：欧洲和英国推荐，中国不推荐，是中国的专家错了吗？

A：进入循证医学的今天，做任何指南、推荐和建议，都要根据临床研究尤其是多中心大规模双盲对照的临床研究的结果。医学是发展的，2015 年，中国制订管理建议时，有些研究结果还没有发布，2016 年，欧洲和英国制订管理推荐时，证实硫唑嘌呤、环孢素、他克莫司哺乳期可以安全使用的研究数据已经发布，因此建议会有所不同。

Q：用激素期间能哺乳吗？

A：妊娠期和哺乳期可以安全使用的激素是泼尼松（龙）或甲泼尼龙，如果使用剂量超过 4 片，中国专家建议最好隔 4 小时再行哺乳。欧洲的推荐则认为，只要 10 片以内的激素都不需要间隔时间，都可以安全哺乳。其实，根据这些引用的研究来源，激素使用量 10 片以内哺乳确实是安全的，但如果哺乳期需要用 10 片激素控制病情的话，我们担心的不是哺乳对宝宝的影响，而是要评估一下这个病人是否处于病情活动期了。

Q：哺乳期不能用的药有哪些？

A：如甲氨蝶呤、吗替麦考酚酯、来氟米特、环磷酰胺，这些药用药期间是禁止哺乳的。前面我们说了 NSAID，里面包括选择性的 COX2 抑制剂就是我们常见的塞来昔布、依托考昔，还有非选择性的 NSAID 也就是我们常见的布洛芬、扶他林等，如果哺乳期用药，最好选择非选择性的 NSAID，COX2 中只有塞来昔布是有研究证实安全的，其他 COX2 类的 NSAID 目前都没有太多相关研究数据。

大部分的狼疮妈妈都是可以正常哺乳的，只有少许哺乳期有病情活动或者妊娠后期出现病情活动明显的狼疮妈妈，或在服用对哺乳有影响药物的狼疮妈妈，我们不主张哺乳。

狼疮准妈妈孕期感冒怎么办

狼疮病人妊娠本就十分艰辛，好不容易怀孕了，当怀孕遭遇感冒，怎么办？

大部分感冒具有自限性

感冒即上呼吸道感染，大部分是由病毒引起的，病毒往往具有自限性。什么是自限性？"感冒了，吃药 1 周好，不吃药 7 天好。"这个说法相信很多人听说过吧？所以，对于大部分的上呼吸道感染而言，身体自己可以战胜病毒。

狼疮病人感冒有何特殊

大多免疫病病人如系统性红斑狼疮、类风湿关节炎、干燥综合征、硬皮病等，都在使用激素或者免疫抑制剂，加之本身自身免疫系统紊乱，所以免疫力较普通人群低。即便如此，大多数感冒都是具有自限性的，不必过于慌张。但是，如果感觉全身症状严重，自觉无法忍受，或者高热（体温大于 38.5 ℃），则建议及时就医。

妊娠期和哺乳期药物分级

妊娠期用药分级：美国 FDA 根据药物对胎儿的危害性将其分为 A 至 X 共 5 级，一般 A、B 类的药物安全性很好，大部分情况下可比较放心地使用，C、D、X 类药物应该避免。

哺乳期用药分级：与 FDA 妊娠用药分级相对应的，美国儿科学教授Thomas W. Hale 提出了哺乳期药物危险分级系统，将哺乳期用药按其危险性分为 L1 至 L5 5 个等级。L1、L2 分类是哺乳期可比较放心使用的药物，L3、L4、L5 应尽量避免。

对因治疗

患感冒的狼疮妈妈就诊后，医生会判断是病毒性感染还是细菌性感染。如果是流感季节，医生判断为流感，应该使用奥司他韦抗病毒治疗。如果是其他病毒性感染，事实上没有任何药物可以有效抗病毒且又属于妊娠期与哺乳期的安全用药，包括利巴韦林、抗病毒口服液等。

如果是细菌性感染，医生会有针对性地使用抗生素。不必担心，妊娠期与哺乳期相对安全的抗生素非常多，如青霉素（B 类、L1 类）、头孢类（B 类、L1 或 L2 类）、阿奇霉素（B 类、L2 类）、克林霉素（B 类、L2 类）等。当病情较严重，使用抗生素利大于弊时，应使用抗生素。

对症治疗

与对因治疗相应的就是对症治疗。对症治疗是指用药物改善疾病的症状，但不能消除病因，也称治标。虽说治标不如治本，但是治标也很重要。

医生会根据鼻塞、流涕、发热、咽痛、头痛、肌痛、咳嗽、咳痰等不同的症状选择可以使用的妊娠分级 A、B 类或者哺乳分级 L1、L2 类的药物进行治疗。

不推荐使用的药物

备受老百姓热衷的蒲地蓝口服液、板蓝根冲剂、感冒退热冲剂等，不建议狼疮妈妈使用。

另外，大家很喜欢的葡萄糖酸锌、维生素 C 等，对感冒基本上没有作用，不需要服用。

最后需要慎重指出的是，一些复方感冒制剂因其中含有麻黄碱等 C 类药成分，妊娠期是不能使用的。

四、狼疮妈妈的故事

狼疮妊娠案例摘选

备孕条件——严格遵循还是适当放宽？

系统性红斑狼疮妊娠条件主要包括：

（1）维持较小激素剂量（泼尼松＜15 mg/d），未用免疫抑制剂（如环磷酰胺、甲氨蝶呤等）或至少已停用 6 个月以上。

（2）临床上无心、肺、肾、中枢神经系统等重要器官系统的损害，病情稳定 6 个月至 1 年及以上。

（3）伴有狼疮肾炎（LN）病人肾功能稳定：肌酐≤140 μmol/L；血压正常；24 小时尿蛋白定量控制达标（此处有争议，有学者主张 24 小时尿蛋白定量应≤0.5 g，也有学者主张可放宽至 24 小时尿蛋白定量≤3 g）。

那么，临床中对于备孕条件具体要怎么把握，是严格遵循还是适当放宽？

【病例 1】

病人 A，女，30 岁左右，狼疮肾炎，初始治疗为环磷酰胺（CTX）+ 羟氯喹（HCQ）+泼尼松（下缩写为"P"），CTX 累计 11 g 左右停药，停药后未等到可以备孕的时间病情复发，重新 CTX + HCQ +P 诱导缓解，CTX 累计 11 g 左右停药（累计约 22 g），停药后未等到可以备孕的时间再次复发，予吗替麦考酚酯（MMF）+ HCQ +P 治疗 8 个月，尿蛋白仍"3 +"，补体 0.56～0.65 g/L。病情未缓解但病人较迫切想妊娠，来诊。

调整方案为环孢素（CsA）+ HCQ + P，24 小时尿蛋白控制在 119～549 mg/24 h，尿常规蛋白"－"～"2 +"波动，补体 C3 在 0.6 g/L 以上。

此状态维持半年后，在 CsA 100 mg/d + HCQ 400 mg/d + P 10 mg/d 用药下，同意妊娠。（该例妊娠的情况下文会继续介绍。）

前文笔者已经强调过，抗 dsDNA 抗体阴性及补体 C3、C4 正常不应作为硬性指标，应动态评估（一些病人长期抗 dsDNA 抗体、补体 C3、C4 异常，而其他指标完全正常，亦可计划妊娠）。

【病例 2】

病人 B，女，起病时 25 岁左右，SLE，以口腔溃疡、关节痛、肾损害起病，因对生育功能顾忌，未选用 CTX，起始 MMF + HCQ + P 治疗半年，尿蛋白控制欠佳，更换为 CsA + HCQ + P 治疗半年，尿蛋白控制仍不理想，来诊。

查 TPMT 正常，改方案为硫唑嘌呤（AZA）+ HCQ + P 治疗，尿蛋白转阴。但长期低补体血症，补体 C3 0.42 ～ 0.47 g/L，C4 0.06 ～ 0.10 g/L，临床无症状，其余指标均控制理想，此状态已持续 1 年。面对这个补体水平，病人咨询了许多医生，得到两种意见，一些医生认为补体水平太低，妊娠病情活动风险太大，另一些医生认为临床稳定可妊娠。笔者建议可在以上用药基础上备孕，妊娠期加强监测。目前已妊娠足月待产。

以上两个病例，笔者要强调的是，对于 SLE 妊娠的条件把握不可过于教条，对于病情可以控制的 LN 病人，应尽量把尿蛋白控制得越低越好，笔者的个人经验是控制到 24 小时 0.5 g 以下较安全。但是对于部分以肾病综合征为主要表现的病人，本身尿蛋白控制就很顽固，在其他指标都控制稳定的情况下，单纯尿蛋白增多，则可以适当放宽标准。对于补体 C3 的控制，笔者的经验是维持在 0.7 g/L 以上（至少 0.6 g/L 以上）再妊娠较安全，但是对于部分病人，确实无法达到以上条件，此时临床上也会适当放宽，但前提是孕期必须加强监测。

备孕不给力——免疫治疗及抗凝或可助力

有些狼疮病人历经千辛万苦，病情终于控制稳定了，医生也同意备孕了，结果就是怀不上，此时，可以尝试免疫治疗或抗凝治疗，兴许有所助力。

【病例 3】

病人 C，女，近 45 岁，SLE 难治性血小板减少症。病情控制稳定后尝试备孕，始终未受孕成功。在 P 10 mg/d + HCQ 400 mg/d 控制原发病的基础上，加用 CsA 50 mg/d + 小剂量阿司匹林（LDA）100 mg/d，治疗 1 月后顺利怀孕。

【病例 4】

病人 D，女，年近 30 岁，SLE，甲减，不孕。查蛋白 S 活性下降（与易栓症相关的一个指标），在 P 7.5 mg/d + HCQ 400 mg/d 控制原发病及优甲乐替代治疗的基础上，皮下注射低分子肝素（LWMH）4 000 IU/d，治疗 1 月后顺利怀孕。

2016 年 12 月，发表在 *Biomed Pharmacother* 的一篇文献认为，不孕症病人其中一个主要病因是与机体免疫系统对早期胚胎及胎儿不可控制的免疫反应相关的，合适剂量的钙调磷酸酶抑制剂（环孢素 A、他克莫司）的应用可抑制这种免疫反应，从而提高受孕率并减少复发性流产的发生。

部分 SLE 病人不孕或不良妊娠结局，可能与易栓症相关，使用 LWMH 治疗可能获益。也有部分病人不良妊娠结局与合并抗磷脂综合征（APS）相关；对于另外一部分病人，在排除了合并其他的凝血障碍性疾病后，虽抗磷脂抗体阴性，但临床上如有典型症状，按血清阴性 APS 的思路进行诊治，使用 LDA 或 LWMH 治疗，也可能获益。

孕期初发狼疮——让人猝不及防

有研究报道，SLE 合并妊娠的病人中，有 28.5% 为妊娠期初发狼疮，不良妊娠结局在妊娠期 SLE 病人中有较高的发生率，妊娠丢失在新诊断的 SLE 病人中发生率明显高于既往诊断的病人。临床中，对于妊娠期初发狼疮，医生也常在是否继续妊娠上有所犹豫。

【病例 5】

病人 E，女，年近 40 岁，孕 10^+ 周，因产检发现血小板减少至 $9 \times 10^9 \ L^{-1}$，来诊。查 ANA 阳性，dsDNA 高滴度，低补体 C3 血症 0.3 g/L 左右，APS 筛查：抗心磷脂抗体（ACL）、狼疮抗凝物（LA）、β2GP1 均阳性，即抗磷脂抗体（APL）"三阳"病例，APL"三阳"病人风险更高。即予甲泼尼龙（MP）40 mg/d + HCQ 400 mg/d + LDA 及 LWMH 治疗，同时丙种球蛋白 0.4 g/(kg·d)×3 天，血小板逐步回升，低补体血症亦逐渐纠正，2 周后血小板可维持在 $90 \times 10^9 \ L^{-1}$ 以上，补体 C3 在 0.7 g/L 以上。后顺利足月生产，目前仍规律随诊，病情控制尚可，已实现激素"零用药"。这名病人当时比较有争议的是 LDA 及 LWMH 用与不用，笔者的态度是，对于 APS 相关的血小板减少并不是 LDA 及 LWMH 应用的禁忌，当用则用。

【病例 6】

病人 F，女，约 30 岁，孕 8 周出现颜面双下肢浮肿，检查后确诊 SLE LN，虽经积极治疗，24 小时尿蛋白仍持续高于 3.0 g，建议终止妊娠。

以上两个病例，笔者是想强调，对于妊娠初发狼疮，应根据病情给予相应治疗。如治疗反应良好，可继续妊娠；如治疗反应不佳，则出于母体安全考虑，应及时终止妊娠。

孕期病情活动/复发

中国狼疮协作组（CSTAR）的数据表明，妊娠前 3 个月出现蛋白尿、血小板减少、高血压是 SLE 妊娠失败的危险因素，SLE 活动出现越早妊娠失败发生率越高，三个危险因素任一因素的存在都会使危险性增加 30%～40%。

【病例 7】

病例 1 的病人 A，孕 6～7 周出现尿蛋白增多，尿常规蛋白 3 +，潜血 "3 +"，24 小时尿蛋白 2.0 g 左右，补体 C3 下降至 0.4 g/L 左右。考虑孕早期病情复发，CsA 加量至 150 mg/d，P 加量至 30 mg/d，HCQ 用量同前，6 周后 24 小时尿蛋白下降至 800 mg 以下，补体 C3 恢复至 0.6 g/L。目前约孕 30 周，24 小时尿蛋白维持在 500～800 mg，2 周前复查补体 C3 为 0.84 g/L，目前药物减量至 CsA 75 mg/d + HCQ 400 mg/d + P 15 mg/d 维持。

如 SLE 妊娠早期出现尿蛋白、血小板减少、高血压，应果断调整治疗方案，及早控制病情活动，有效的病情控制可提高妊娠成功率。如经积极治疗仍控制欠理想，则必要时应及时终止妊娠。

孕期胎停与 APS

【病例 8】

病人 G，女，年近 30 岁，SLE APS，多次孕 20 周不良妊娠史，ACL、LA、β2GP1 "三阳"。HCQ 400 mg/d + P 7.5 mg/d + LDA + LWMH 治疗，足月顺产。

例 8 其实没有很特别的，风湿免疫科医生及有经验的妇产科医生遇到反复不良妊娠的病人，都知道要进行 APS 筛查，及 LDA、LWMH 应用的必要性。要强调的是，对于 HCQ 的妊娠保护作用，ARD 的一项研究提示，在多因素分析中，低补体血症、低蛋白血症、APL 阳性、抗 DNP 抗体阳性和高血压是 SLE 不良妊娠结局独立的危险因素，孕期使用羟氯喹有保护作用。

也有研究表明，在无其他基础结缔组织病但 APL 阳性的病人，孕期使用 HCQ 同样具有保护作用。2016 EULAR 的推荐同样建议 SLE 和/或 APS 病人孕前及孕期应使用 HCQ。

【病例9】

病人 H，女，30 岁，既往有 1 次孕 8 周胚胎停育史，此次第二次怀孕，孕 7 周时超声检查已可看到胎心，后复查，胎心消失（根据后面随访及治疗结果，笔者考虑是胎心跳动太弱，无法检测出来），当地医院建议终止妊娠，来诊。行 APS 筛查的同时建议当即开始治疗（HCQ + LDA + LWMH），ACL 提示阳性。治疗 1 周后复查超声胎心恢复。病情控制顺利足月顺产，现宝宝约 1 周岁。

以上两个病例均提示我们，遇到反复的异常妊娠，一定要警惕 APS，务必到风湿免疫科就诊筛查，如确诊 APS 后给予相应治疗，很大可能可避免不良妊娠结局。

SLE 不良妊娠也需排查 APS 之外的因素

APS 与 SLE 的不良妊娠结局有着千丝万缕的关系，但是，并不是所有的 SLE 不良妊娠都是 APS 引起的，有时候 APS 也"不背这个锅"。

【病例10】

病人 I，女，年近 40 岁，SLE 合并妊娠丢失病人，血清 APL 抗体全阴，一度怀疑血清阴性 APS 的可能性，尽管如此，始终不敢放松警惕，循着零星指标异常追踪蛛丝马迹，最终诊断合并遗传性低纤维蛋白原血症，该病可引起孕早期妊娠丢失。对于该病，定期输注纤维蛋白原有很大可能可以避免妊娠丢失的发生。因该病为凝血障碍性疾病，如按血清阴性 APS 给予 LWMH 治疗，则可能带来不良后果。目前该患者已足月顺产，产后规律随访中。

这个病例给我们的警示是，对于血清阴性但临床典型符合 APS 的病人，务必首先排除是否合并了其他的凝血障碍性疾病（如笔者举例的遗传性低纤维蛋白原血症），在排除了其他凝血障碍性疾病的前提下，才可结合临床判断考虑按照血清阴性 APS 给予相应的治疗。

SLE 妊娠不可忽视的问题——新生儿狼疮

所有 SLE 女性备孕前进行评估时均应完善抗 Ro/SSA 和抗 La/SSB 抗体检测，因为如果母体抗 Ro/SSA 和抗 La/SSB 抗体阳性，则暴露于抗 Ro/SSA

和/或抗 La/SSB 抗体的胎儿发生先天性完全性心脏传导阻滞或新生儿狼疮的风险增加。

【病例 11】

病人 J，女，约 30 岁，SLE 皮肤病变为主，轻型狼疮病情控制理想，妊娠时仅 HCQ 治疗，但该病人 SSA/Ro 和 SSB/La 抗体均是阳性。规律随诊至孕 22 周，胎儿 UCG 提示 PR 间期达到 150 ms，I – AVB，隔日再次复查 PR 间期达到 154 ms，I – AVB，给予地塞米松 7.5 mg/d IV ×3 天后改 3.75 mg/d 口服至孕 26 周，PR 间期恢复至 135 ms，I – AVB 消失，减停地塞米松（即密切监测过程发现胎儿宫内心脏传导阻滞，经治疗后转危为安）。后规律随访足月生产，产后监测未发现新生儿心脏问题，出生 1 月时出现眶周及颜面脱屑样红斑，给予地奈德外用后皮疹消退。

HCQ 是目前研究认为唯一可以对心脏型新生儿狼疮进行抢先治疗的药物，应在妊娠 6～10 周期间开始使用 HCQ 400 mg/d，可降低心脏型新生儿狼疮的总体风险。

这个病例提醒我们，对于 SSA/Ro 和 SSB/La 自身抗体检测阳性的女性，在妊娠 18～24 周期间应注意宫内监测心脏传导阻滞。此外，新生儿狼疮的发生，与母亲 SLE 病情严重程度或者并不相关，笔者遇到过 2 例（病例 10 以及另外一例单纯皮肤型新生儿狼疮病例），母亲都是 SLE 病情非常稳定仅以皮肤病变为主的。

以上是笔者在临床中遇到的一部分 SLE 合并妊娠的病例及治疗体会。SLE 是一组高度异质性的疾病，非妊娠状态下的治疗尚且非常复杂，合并妊娠更增添了这种复杂性。

难治性狼疮肾炎病人也能结婚生子

日前，一名难治性狼疮肾炎的蝶友终于顺利生产，晋级妈妈，母子平安。

还记得 3 年前她第一次来我门诊时候的情景：系统性红斑狼疮（SLE）、狼疮肾炎（LN），前面用环磷酰胺（CTX）已经较长时间，累积用量超过 20 g 了，病情还是没有缓解，尿蛋白控制欠理想，长期低补体血症明显。更换了吗替麦考酚酯（MMF）足量应用也超过 1 年了，病情控制依旧欠理想。治疗力度已经很强，病情控制仍欠理想。病人问："我还有机会生小孩吗？"我说："机会总是有的，试一下吧。"调整方案为 MMF + 环孢素（CsA），3～6 个月后尿蛋白逐渐减少。2016 年 4 月至 2017 年 2 月，24 小时尿蛋白控制在 119～549 mg/24 h，补体 C3 能维持在 0.6 g/L 以上。2016 年 8 月底停用了 MMF，免疫抑制剂单用 CsA，还有背景用药羟氯喹（HCQ）及小剂量激素，病情维持可。2017 年 2 月，笔者同意备孕，但也告知她妊娠期间病情很可能会有波动，严密监测，实时调整。

后病人于 2017 年 3 月顺利怀孕。孕 7～8 周时曾出现尿蛋白增加至 2 g/24 h 以上，补体 C3 掉到 0.3 g/L，CsA 予加量至 150 mg/d，泼尼松加量至 30 mg/d，尿蛋白较快即控制在 500～800 mg/24 h，补体逐渐恢复至正常。后因药物性高尿酸血症及血压因素考虑，CsA 逐渐减量至 75 mg/d，激素减量至 15 mg/d。考虑孕早期病情有明显活动，判断孕后期病情再次活动及早产风险大，孕 32 周时予使用地塞米松促进胎儿肺成熟。

至妊娠 34 周时，病人再次病情活跃，尿蛋白再次增加超过 2 g/24 h，血白蛋白下降至 26 g/L，双下肢轻度水肿，但补体 C3 是正常的，血压也是正常的。再次调整药物剂量为 CsA 予 150 mg/d，泼尼松 30 mg/d，在密切监测病情情况下继续妊娠至 36 周。后产科评估胎儿已发育成熟，予剖腹产终止妊娠，以最大化地平衡母体及胎儿安全。

我可以想象小王子诞生初为人父人母时是多么"兵荒马乱"的场景，但是病人先生第一时间给我发来了报平安的信息，当时真是满满的感动。

从前我认为"每一位认真做临床的医生，都值得被这个世界温暖相待"，与此相应的是，现在我更加感慨"每一位将健康相托的病人，他们的信任也应该被我们温暖相待"。

临床中，有一些病例，原发病方案已经尽力调整，还是未能达到狼疮妊娠备孕标准，如果硬要强求达到标准再妊娠，随着年龄渐长，可能卵巢功能不等人了。SLE 是一组高度异质性的疾病，非妊娠状态下的治疗尚且非常复杂，而合并妊娠更增添了这种复杂性。这种情况下，基于目前现有的循证医学证据，在病人参与下，结合病人的意愿并充分评估风险后共同决策，制订个体化治疗方案，就显得更加重要了。

宫外孕? 这个"锅"狼疮不背

这是一个线上咨询案例。

咨询提要: 女, 30⁺岁, 系统性红斑狼疮病史近 20 年, 目前怀孕 8 周。近年主要表现为皮肤结节红斑, 近半年治疗方案为泼泥松 5 mg 每天 1 次, 羟氯喹 200 mg 每天 1 次, 硫唑嘌呤 50 mg 每天 1 次。孕后皮肤结节红斑稍有增多。近期指标: 抗心磷脂抗体 IgM、IgG 阴性, β2GP1 弱阳性, ANA 阳性, dsDNA 33.92 IU/mL (参考值 0 ～ 12), SSA 阳性, 余 ENA 阴性, 血常规正常, 补体 C3/C4 正常, C3 1.03 g/L, 尿蛋白阴性, 尿隐血阴性。3 – 24HCG 2 535.6 mIU/mL, 黄体酮 55.18 ng/mL, 4 – 1 HCG 8 713.8 mIU/mL, 黄体酮 111.25 ng/mL。黄体酮较低, 超声提示孕囊比实际孕周小, 5⁺周, 还有点偏左侧妊娠, 目前在家卧床保胎, 已 12 天黄体酮肌内注射20 mg 和口服 200 mg 治疗。

病人首次咨询: ①目前皮疹较前加重, 结合化验结果有无狼疮复发现象? ②超声提示孕囊比实际孕周要小, 约 5⁺周, 还有点偏左侧妊娠, 是因为狼疮的影响吗? 还是与狼疮的用药有关?

笔者首次回复:

(1) 是否有妊娠史? 有无异常妊娠无病史?

(2) 从指标上看, 补体正常, 血常规无明显异常, 尿蛋白及尿隐血阴性, 病情是稳定的, dsDNA 偏高, 需要与原来的指标对比, 需把原来的结果也告知。

(3) 皮疹的情况, 如能上传皮疹的照片更有利于协助判断, 如果只是结节红斑稍微加重, 把纷乐从 2 片加量为 2 片每天 2 次看是否有帮助, SSA 阳性, 是新生儿狼疮或妊娠期发生胎心问题的危险抗体, 使用足量羟氯喹也是有预防作用的，所以羟氯喹加量一举两得。

（4）狼疮妊娠，需要排查有无抗磷脂综合征。抗心磷脂抗体阴性，β2GP1 弱阳性，狼疮抗凝物未查，如后续能补充检查则更好，因为有 β2GP1 抗体，建议加用小剂量阿司匹林 75 mg 每天 1 次。如有妊娠史，或异常妊娠史，请详细补充，用药需加调整。

（5）关于保胎，目前并无证据证明黄体酮可以有效减少流产率。2013 年，Cochrane 上一项入组 2 158 名孕妇的名为《黄体酮预防流产》的研究发现，无论使用黄体酮、使用安慰剂，或不用任何药物，3 个实验组的流产率没有显著差别；唯一有意义的结论是，对于有 3 次以上流产史（即复发性流产）的孕妇，使用黄体酮可以减少流产率。当然，黄体酮对于高危妊娠有一定作用，高危主要指有早产风险的、复发性流产的和需要辅助生殖的妊娠。

（6）关于孕囊小于实际孕周的问题，只要后续正常出现胎心搏动，胚胎/胎儿发育正常，就没太大关系，有待后续观察，有时根据末次月经推算的胎龄不一定准确，需要通过超声校正胎龄。关于偏左侧妊娠的问题，建议最好复查超声。

（7）线上咨询无法替代线下面诊，如对咨询存在疑问，建议当面面诊。狼疮妊娠孕期监测需加强，如能在免疫科和产科共同随诊监测则更安全。

补充说明：后确定此次为第一次妊娠，也无异常妊娠史。dsDNA 一直偏高。妇科复查 B 超，医生诊断宫角妊娠，医生判断宫角妊娠和胚胎发育缓慢是由于狼疮所致，认为狼疮是高危病人，不适合怀孕。

病人第二次咨询：①宫角妊娠和胚胎发育缓慢是由于狼疮或用药引起的吗？②后续应该怎么处理？

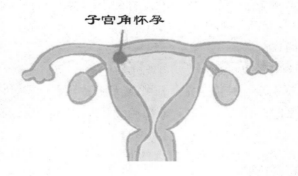

子宫角怀孕

笔者第二次回复：

（1）如果确诊宫角妊娠，就比较麻烦。宫角妊娠往往有三种结局：①孕囊停止发育，致流产；②孕囊在宫角处向外扩展，使宫角膨胀外突，最终导致宫角破裂；③很小的机会可能向宫腔扩展，妊娠可延至晚期而自然分娩。

因为宫角妊娠一旦导致宫角处破裂，可能会引起大出血，十分凶险。因此，在宫角妊娠诊断明确的前提下，建议药物流产，终止妊娠。

（2）病人孕前及孕期用的药，包括硫唑嘌呤、羟氯喹和激素，都是被欧洲风湿病联盟 EULAR 和英国风湿病学会 BSR 推荐的孕期可安全使用的药物，且均为小剂量用药，所以跟本次异常妊娠并无关系。

（3）病人本次妊娠，仅皮疹症状少许波动，评估狼疮总体病情没有明确活动，考虑本次异常妊娠与狼疮病情也没有关系。

（4）宫角妊娠、宫外孕等情况在正常人群中也有一定概率，非常遗憾这次妊娠不顺利，但不能归咎于疾病或用药。

（5）这是一个意外事件不要丧失了对怀孕的信心，使用药物流产 3 个月后，如身体状态好，可以再次尝试备孕。

（6）β2GP1 抗体弱阳性，建议隔 12 周左右的时候再复查一次，并且加做狼疮抗凝物检查，下次备孕服小剂量阿司匹林更有利于减少异常妊娠的发生，同时 SSA 抗体阳性，下次妊娠建议羟氯喹足量使用，更有利于胎儿发育。

（7）我对妇产科情况有所了解，但不是专业的妇产科医生，妇产科方面情况的处理请参考妇产科医生意见。另外，线上咨询不可替代当面面诊，如对线上问诊存疑，则建议当面面诊。祝后续一切顺利。

科普小贴士

宫外孕：宫外孕（即异位妊娠），如果未能及时发现和处理，可能会导致腹腔内大出血甚至死亡。宫外孕的概率也不低，在不到 100 个怀孕的人当中就有一个人是宫外孕，这就是为什么在医院检查怀孕时，医生会建议做超声检查，超声检查的一个重要目的是排除宫外孕。

宫外孕的高危因素：多次流产（包括人流和药流）、盆腔感染性疾病、吸烟、下腹部手术史、不规律使用避孕药、过早的婚前性行为、宫内节育器、辅助生殖技术。

狼疮与异常妊娠：狼疮对妊娠究竟有没有影响？答案是当然有！来自

CSTAR 的大样本数据提示，中国狼疮病人，有 1/3 的需要实施剖宫产，1/3 的出现早产，＞20% 的并发子痫、胎儿宫内发育迟缓高达 30%。然而，需要说明的是，这是中国总体人群的大数据，对于依从性好，规律诊治，病情控制稳定，严格把握指征和孕程规律随诊的狼疮病人，异常妊娠不良事件显然是会明显低于以上数据的。如果备孕、孕程、产程能同时在有经验的免疫科医生和产科医生共同保驾护航下进行，则更安全。

狼疮与异位妊娠：目前，并无证据证明狼疮病人异位妊娠会较普通人群发病率增加，也没有证据证明备孕及孕期可以使用的抗风湿药物会增加异位妊娠的风险。所以，如果硬要说异位妊娠、宫角妊娠是狼疮或者狼疮用药引起的，这个"锅"，狼疮不背！

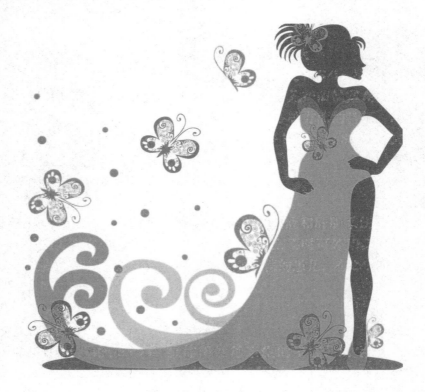

生活篇

像健康人一样生活

狼疮病人生活中关于柴米油盐酱醋茶的细节，其实是最牵动人心的。狼疮病人的饮食中有没有什么禁忌的食物？生活中有没有什么需要特别注意的事项？对日晒的防护应该做到什么程度？可不可以正常地接种疫苗？这些都是病人非常关心的。

　　其实，狼疮病人并没有太多的生活禁忌，很多以讹传讹的所谓的"注意事项"都是没有科学道理的。因此，笔者更主张狼疮病人像健康人一样生活。当然，狼疮病人生活中还是有一些需要注意的地方，下面我们将一一介绍。

狼疮病人饮食注意事项

狼疮病人饮食需要忌口吗

狼疮是病因复杂的自身免疫性疾病，目前没有发现有哪些特定的食物可引起狼疮发病或加重，因此病人不需要忌口。但是坚持一些健康饮食的基本原则，有利于保持良好的体制。

（1）清淡平衡饮食，注意营养搭配。保证能量和蛋白质的摄入，蛋白质以优质蛋白（鱼、瘦肉、蛋、牛奶）为主。

（2）注意饮食卫生，防治病从口入。狼疮病人使用激素和免疫抑制剂，抗感染能力减低，应特别注意饮食卫生，避免进食未煮熟的肉类、蔬菜，避免食物加工过程中的交叉污染。

（3）少吃光敏性食物，如芹菜、无花果、鲜蘑菇、烟熏食物、柑橘、柠檬、芒果、菠萝等。这些食物中的一些成分进入皮肤后容易与紫外线反应，引起皮疹或光敏感。

（4）补充电解质，抵消药物副作用。

有人说不能吃羊肉、不能吃海鲜，也有人说吃虫草、阿胶、燕窝以提高免疫力。其实，在饮食上而言，除了以上提到的，或者存在对食物有过敏及不耐受的情况外，狼疮病人并无特殊饮食注意事项，所谓的"不能吃羊肉、吃海鲜"，并无科学依据。此外，狼疮发病属于免疫紊乱，并不存在免疫力低下需要食补提高免疫力的说法，建议广大蝶友大可不必花很多钱在这方面。

针对药物不良反应的饮食补充

狼疮病人长期服用激素，容易引起低钾、骨质疏松，可以适当从饮食中补钾、钙。含钾丰富的食物包括各种水果，如西瓜、香蕉、橙，深色蔬菜、花椰菜等。需要注意的是，如果狼疮肾炎病人已经出现肌酐升高，则应避免高钾食物。

含钙丰富的食物包括牛奶、酸奶、奶酪等。此外需注意维生素 D 的补充。钙以每日摄入 1 000～1 500 mg 为宜，维生素 D 以每日补充 400～800 IU 为宜。

食物含钙量参考

食物	含钙量/mg
牛奶（8 盎司，240 mL）	300
酸奶（168 g）	250
橙汁（8 盎司，240 mL）	300
豆腐（4 盎司，113 g）	435
芝士（1 盎司，28 g）	195～335
豆奶（8 盎司，240 mL）	300
大豆（4 盎司，113 g）	60～80
绿叶蔬菜（4 盎司，113 g）	50～135
杏仁（24 颗）	60
橙（1 个）	60

食物维生素 D 含量参考

食物	维生素 D/IU
鱼肝油（1 汤匙，15 mL）	1 360
三文鱼（3 盎司，85 g）	794
鲭鱼（3 盎司，85 g）	388
吞拿鱼（3 盎司，85 g）	154
牛奶（8 盎司，240 mL）	115～124
橙汁（8 盎司，240 mL）	100
酸奶（6 盎司，180 mL）	80

续上表

食物	维生素 D/IU
沙丁鱼（2 条）	46
肝脏，牛肉（3.5 盎司，100 g）	46
鸡蛋（1 个）	25
蘑菇（经紫外线照射，3 盎司，85 g）	400

健康的膳食模式的构成

虽然我们说狼疮病人不用忌口，但是健康的膳食习惯是应该有的。这里介绍一下健康的膳食模式构成。

膳食模式指个体在一段时间内所有摄入的食物和饮料总和，它们像一个拼图组合在一起，能满足营养需求而又不超过限量。

健康饮食模式应包括：

（1）来源于不同科目的各种蔬菜——深绿色蔬菜（西兰花、菠菜、莴苣等）、红色和橙色蔬菜（西红柿、胡萝卜、南瓜等），豆类（小扁豆、豌豆、毛豆等），淀粉类（土豆、玉米、木薯等）及其他蔬菜。

（2）水果，特别是整个水果。

（3）谷类物，至少一半是全谷物（如糙米、藜麦、燕麦）。

（4）脱脂或者低脂的乳制品，包括牛奶、酸奶、奶酪等和/或强化的大豆饮品。

（5）各种富含蛋白质的食物，包括海产品、瘦肉、家禽、蛋类、豆类（大豆和杂豆）、坚果、种子和大豆制品。

（6）油脂。

看看这个清单，是不是你爱吃的各种蔬菜水果肉类都在其中呢？这些食物有个统一的名称——高营养密度食物。它们能提供维生素、矿物质和其他人体所需的、对健康有益的营养素，是天然少加工的，很少或几乎不含固体脂肪或额外的糖、精炼的淀粉或钠，也就意味着没有额外的卡路里。

健康饮食模式应限制哪些饮食

每日从添加糖中摄取的能量应少于10%，每日从饱和脂肪酸中摄取的能量少于10%，尽量不摄入反式脂肪酸，每日钠的摄取量少于 2 300 mg，如饮酒则要适量——成年女性每天最多1杯，成年男性每天最多2杯（1杯相当于 14 g 纯酒精）。

限制热量摄入量

人每天需要的总能量是由许多因素决定的，包括年龄、性别、体重和身体活动强度。估算成年女子每日能量需要量为 1 600～2 400 kcal，成年男子每日能量需要量为 2 000～3 000 kcal。总体上，每天 1 200～1 500 kcal 能量的饮食模式可以帮助大多数女性健康减重，每天 1 500～1 800 kcal 能量的饮食模式适合大部分男性减重。

健康饮食模式举例

以健康地中海饮食模式为例，我们来看下 1 800 kcal/d 的摄入量包含的食物份数（1 杯 = 236 mL 的量杯）：

食用油（24 g）；

奶制品 2 杯当量（1 杯牛奶 + 1 杯酸奶）；

6 盎司当量蛋白质（相当于 1 个鸡蛋 + 1/4 杯豆腐 + 120 g 禽肉或瘦肉或海鲜）；

2.5 杯当量蔬菜（相当于 1 杯叶菜 + 1 杯西兰花 + 1 杯西红柿）；

2 杯当量水果（相当于 1 杯草莓 + 1 杯苹果）；

6 盎当量司谷物（相当于 1 杯即食麦片 + 1 片中等切片面包和 2 杯熟糙米饭或面条）。

注意：所有食物尽量不添加糖、精制淀粉、脂肪、盐。如果选择的食物符合高营养密度形式，那么在总能量范围内还有小部分的能量剩余，可以添加糖、精制淀粉、固体脂肪、酒精。对于 1 800 kcal 每天的摄入量，这部分能量不应超过 160 kcal（相当于 40 g 糖或 18 g 脂肪）。

对照以上食物份数和结构，就可以审视下自己的饮食是不是超量了。

如何解决肥胖的问题

从本质上来看，肥胖是指身体脂肪堆积过多，常常是由遗传、少动和摄入过多能量共同导致的结果。然而越来越多医学研究发现，肥胖和高血压、糖尿病一样，是一种代谢紊乱的疾病。简言之，肥胖病，得治。对于长期服激素的狼疮病人而言，肥胖更是许多人不得不面对的问题，有意识地减重，更有利于身体健康。

减重推荐的三种膳食

（1）限制能量，平衡膳食。是指在限制能量摄入的同时保证基本营养需求的膳食模式，其宏量营养素的功能比例应符合平衡膳食的要求。

主要包括三种类型：①在目标摄入量基础上按一定比例递减（减少30%～50%）；②在目标摄入量基础上每日减少 500 kcal 左右；③每日供能 1 000～1 500 kcal。

根据《中国居民膳食营养素参考摄入量（DRIs）》（2013 版），我国成年人（18～49 岁）轻身体活动者每日能量需要量：男性为 2 250 kcal，女性为 1 800 kcal。

一般来说，要减去 1 kg 的脂肪组织需要减少 7 000 kcal 的热量摄入，如果每天少吃 500 kcal 的食物，每周可以减 0.45 kg；每天少吃 1 000 kcal，每周就可以减 0.9 kg。一般一个月减 2 kg 左右是比较健康的减肥速度。

几乎所有的减肥饮食方法都能达到"限制能量"摄入的效果，但却很难达到营养素摄入均衡。比如有些人不吃或少吃晚餐，过午不食，苹果、奶昔、五谷粉代餐，等等。不合理的营养素比例可造成营养不良、肌肉比例降低、恢复饮食后体重反弹。"管住嘴"不是盲目节食、断食，而是在控制总热量情况下保持食物多样和均衡。一个人每天需要摄入的热量，与体重和活动量有关，最好在专业营养师或医生的指导下，根据自身饮食和运动情况计算热量摄入并给出个性化的饮食运动处方。

（2）高蛋白膳食模式。是指每日蛋白质摄入量超过每日总能量的 20% 或 1.5 g/kg 体重，但一般不超过每日总能量的 30%［或 2.0 g/（kg·d）］的膳食模式。

对于想减肥的人，除了每天总热量的摄入要减少之外，三大宏量营养素（蛋白质、脂肪、碳水化合物）的比例也要做出调整。如高脂低碳的阿特金斯饮食、生酮饮食，这些模式让胖友们通过不吃饭只吃肉的形式在短期内获得了减肥的快感和成效，但需要注意这种高脂肪极低碳水化合物模式下也可能带来低血糖、酮症酸中毒、营养不良、月经不调等风险。

而目前肥胖的医学营养治疗方案主流建议使用高蛋白膳食模式。循证发现，对于单纯肥胖以及合并高甘油三酯血症者、高胆固醇症者采用高蛋白膳食模式较正常蛋白膳食模式更有利于减轻体重以及改善血脂情况，并有利于控制减重后的体重复重。合并慢性肾病病人应慎重选择高蛋白饮食。

如今，越来越多的乳清蛋白粉在减脂增肌的健身圈里流行起来，然而很多人光靠蛋白粉代餐或盲目增加蛋白质的摄入，而不注意其他营养素的摄入平衡以及总热量的控制，最终不一定会获得良好的减肥效果，甚至增加肝肾的额外负荷。

（3）轻断食膳食模式。也称为间歇性断食"5＋2"模式，即1周内5天正常进食，其他2天（非连续）则摄取平常量的1/4（女性约500 kcal/d，男性约600 kcal/d）的膳食模式。

通过这种方式，每周可以减少热量摄入2 600～2 800 kcal，大多数胖友们表示这种方式不是很残忍，5 天正常饮食，不用天天忍饥挨饿。需要注意的是，科学合理的轻断食不是完全不吃东西，断食期间也要保证低热量的营养摄入，不能只考虑热量而不考虑营养。

当然，轻断食也不等于饥一顿饱一顿，在饿了2 天后的非断食日里，如果大鱼大肉无节制地过量摄入热量，代价将是惨重的。

越来越多的研究发现，轻断食模式有益于体重控制甚至逆转"三高"，改善代谢。但很多减肥人群有不良的生活方式，如熬夜、长期摄入极低能量又间歇不合理断食（如只喝果蔬饮料），则不适用这种方案。因为过度节食而造成代谢紊乱的胖友们（尤其月经不调的女性）还是大有人在的，再次强调，应当在专业靠谱营养师的指导下计划和制定适合自己的饮食－运动计划。

医学减重中推荐以营养治疗为基础，配合运动治疗及心理辅导，可有助于减重并维持减重效果

运动对减肥的影响取决于运动方式、强度、时间、频率和总量，推荐采用有氧运动结合抗阻抗运动的模式预防与治疗超重/肥胖。2013 年，美国关于成年人肥胖管理指南推荐，增加有氧运动（如快走）至每周150 min 以上（每天30 min 以上，每周的大多数天）；推荐更高水平的身体活动（每周200～300 min），以维持体重下降及防止减重后的体重反弹（1 年以上）。

在认知－行为及心理干预方面，简单理解就是寻找心理支持。一些胖友们感觉压力过大、沮丧抑郁容易暴饮暴食，引发罪恶感而陷入恶性循环，如果真的感觉心情很低落，一定要及时寻求精神心理专科的专业医务人员的帮助哦。

健康的生活方式干预包括营养、运动、认知－行为及心理的综合干预。调整生活环境及心理状态，改变不良的膳食模式，作息规律，再拉上一群积极向上的小伙伴，成为自己的女神，顺便找到你的"Mr. Right"也许不会是件太难的事哦！

（本篇由营养师冯雪医生及程园园医生指导）

狼疮病人也能保住青春和美貌

人们将红斑狼疮称为爱"咬"年轻女性的"狼"，是因为绝大多数红斑狼疮侵犯年轻女性，十个病人中九女一男。

许多红斑狼疮病人告诉我，她们并不怕死，但怕吃了激素体形改变，怕二三十岁进入更年期。不时有红斑狼疮女孩自杀的案例，导致这些女孩精神崩溃的原因之一，就是害怕失去青春、失去美。

随着红斑狼疮治疗的发展，前几年我们就提出，"要让红斑狼疮病人与健康人一样长寿、与健康人一样生活、与健康人一样生儿育女、与健康人一样享受人生"。留住青春留住美，是红斑狼疮病人享受人生的重要内容之一。

那么，狼疮病人如何留住青春留住美？可以从下面三个方面着手。

防止卵巢功能衰竭，慎用雷公藤

卵巢功能是女性青春魅力的基本源泉，卵巢功能衰竭，意味着女性提早进入更年期。可是目前用于治疗红斑狼疮的主要药物环磷酰胺，其主要的副作用之一就是损害卵巢功能；对红斑狼疮有效的中药雷公藤也有很强的卵巢毒性。

如果使用环磷酰胺治疗红斑狼疮，而没有对卵巢功能进行监控，近半数的病人在达到疾病缓解之前，已经出现卵巢功能衰竭。雷公藤制剂的卵巢毒性更强，用药半年，大约一半的病人出现卵巢功能衰竭。

由于红斑狼疮与女性激素有关，所以卵巢功能衰竭以后可以使红斑狼疮病情减轻。在红斑狼疮疗效很差的年代，曾经有个治疗观点，就是诱发卵巢功能衰竭，以利于控制病情，以卵巢功能为代价，换取生命的延长。

但是，在红斑狼疮预后很好的今天，以卵巢换寿命的代价就显得太过沉重了。

虽然雷公藤制剂对红斑狼疮有较佳的疗效，但权衡利弊，我们反对用雷公藤治疗生育年龄的红斑狼疮病人。如果雷公藤与环磷酰胺一起使用，虽然疗效会提高，但卵巢毒性更大。常常见到一些红斑狼疮病人，由于追求"中药无副作用"，用雷公藤治疗，部分地损害了卵巢功能。一旦病情加重，给用药决策造成困难：不用环磷酰胺，性命难保；用环磷酰胺，则卵巢难保。真是后悔当初不该用雷公藤。然而，对于更年期以后的老年红斑狼疮病人，雷公藤倒是一个很好的选择。

用环磷酰胺治疗的病人，需要注意月经情况。如果月经量减少，或过期，需要告诉医生，检查血液中的性激素水平，以判断是否卵巢功能受到损害。如果性激素水平发生异常，及时调整治疗，可以避免卵巢功能衰竭。否则，继续用环磷酰胺，病人将迅速进入更年期。倘若忽略这一现象，病人就会遗憾终生。

激素影响体形是暂时现象

激素可以引起身体发胖，而且是不匀称的肥胖。激素导致脂肪沉积的部位正是健美身材最忌讳的部位。例如，腹部脂肪沉积，导致腰围增大；面部肥胖，称为"满月脸"；肩背部脂肪增多，称为"水牛背"。但是激素又是治疗红斑狼疮的基本药物，几乎所有中～重型的红斑狼疮都需要用激素治疗。

虽然大多数的红斑狼疮病人需要用激素，而且开始的时候常常多达每日 10 片泼尼松，但如果把握得好，多数病人只是在开始用药的 3～6 个月出现轻微的肥胖，多在 6～9 个月内可以将激素减至每日 2 片以下，随着激素的减量，一年内大多数可以恢复原有的体形。

近十年来，由于激素助减剂的应用，以及医学界已逐渐认识到，延长激素疗程、过分依靠激素治疗红斑狼疮，弊大于利。现在，激素治疗红斑狼疮的疗程已经明显缩短。过去，红斑狼疮需要终身使用激素，而今有半数的病人可以在 1～2 年内停用激素。因此，激素影响体形只是暂时现象，红斑狼疮病人只要找到好的风湿免疫科医生，就不需太过担心激素的副作用，不必担心体形改变。

阳光是皮肤红斑的主要元凶

大多数红斑狼疮病人的皮疹长在暴露阳光的部位，其中以脸上红斑最为常见，称为蝶形红斑。初发病者，脸上突然长出大片厚厚的红色皮疹，令人有被毁容的忧虑，这对于年轻女性来说，是件非常伤心的事情。其实，绝大多数红斑狼疮的皮疹在恰当的治疗后，是可以完全消失不留瘢痕的。

对于红斑狼疮的皮疹，不要乱搽外用药膏。激素不是治疗红斑狼疮皮疹的特效药，硫酸羟氯喹、沙利度胺、甲氨蝶呤等往往更有效。更重要的是，有皮疹的红斑狼疮病人，一定要避免日晒。如果能避开阳光和紫外线，经过恰当的治疗后，多数病人在 1 个月内皮疹开始减轻，3 ～ 6 个月，皮疹可完全消退。

阳光和紫外线使红斑狼疮的皮疹加重，医学上称之为"光敏感"。光敏感通常是由日光中的紫外线造成。尽管大气圈中的臭氧以及玻璃可吸收部分的紫外线，但是，红斑狼疮病人仍可隔着玻璃窗被太阳光晒伤，因为玻璃窗不能滤过长波紫外线。

此外，可反射光线的地面，尤其是雪地、沙滩及混凝土地面，均可增加紫外线辐射。雪地和沙滩可增加 50% ～ 75% 的紫外线辐射，即使在沙滩的遮阳伞下，也难以避免受到大量紫外线的辐射。因此，红斑狼疮病人应避免白天到雪山或海滩活动。红斑狼疮病人在阴天的中午外出，也需要用防晒霜，因为云层只能减轻部分紫外线的强度。同理，阴天的雪山或海滩同样对红斑狼疮病人有害。

其实，最简单的防护措施是减少在上午 11 点至下午 4 点之间的室外活动。如果需要在这段时间到室外活动，最好穿长袖衣裤，减少皮肤的暴露，并在暴露皮肤使用防晒霜。戴帽子、使用防紫外线伞，也可提供一定的防护。除日光以外，电焊、复印机、投影灯、电视摄影灯等均可产生紫外线，长时间接触也可能导致病情加重，因此应尽量避免。一般认为，日常生活照明的电灯和白色荧光灯对红斑狼疮病人是没有影响的。

适当的使用防晒霜是对抗紫外线的重要手段。UVA 和 UVB 是两个不同波段的紫外线，引起皮肤晒黑、老化和红肿。早上 11 点至下午 4 点的紫外线相对较强。在选择防晒霜时，SPF 指对于 UVB 的防护能力，应该选择同时对 UVA 和 UVB 都有防护的防晒产品。原则上 SPF 应大于 30，肤色浅者可能要更高。此外需注意，防晒霜并不是一天擦一次就完事了，需要每隔

2～3小时重复使用防晒霜。并不是只有晴天才需要防晒，阴天也需要防晒，海边活动、滑雪更需防晒。可以通过防晒产品和遮挡来防晒。

综上所述，只要在治疗和生活中多加注意，红斑狼疮病人完全可以保住青春美貌。

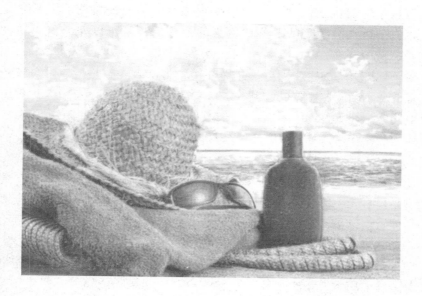

狼疮病人如何预防感冒

狼疮可以损害血液系统，导致白细胞减少，并影响白细胞（包括中性粒细胞、淋巴细胞和单核巨噬细胞）的功能，削弱人体免疫力，为了控制好疾病，狼疮病人需要接受激素和免疫抑制剂治疗，这些药物也会一定程度抑制人的免疫，增加人体感染的概率。因此，与正常人相比，狼疮病人比较容易发生感染，而最常见的表现就是比正常人更容易感冒。

防患于未然，狼疮病人在日常生活中需要从以下方面注意预防感冒：

（1）控制病情是根本。疾病本身是感染的主要原因，因此，需要在医生的指导下治疗，把疾病控制好，切勿擅自停药。病情平稳后，人体抵御外来病原体的能力也会随之增强，感染也会随之减少。

（2）规律生活作息。劳累可能加重疾病，也让身体抵抗力降低，容易被病原体感染。早睡早起良好的作息习惯、充足优质的睡眠可以消除疲劳，提高人抵御病原体的能力。

（3）接种疫苗。狼疮病人每年应接种流感疫苗，可以有效减少流感的发生，流感疫苗对狼疮病人有良好的保护效果。

（4）人多不去凑热闹。感冒的病原体主要通过呼吸道传播，常去人口密集的场所，容易被传染，因此，尽量不要去人员嘈杂的地方，如果一定要去，建议佩戴口罩。

（5）勤洗手。许多病原体也可以通过接触传播，因此，需要养成经常洗手的良好习惯。

（6）室内多通风。封闭的场所容易滞留、滋生病原体，形成室内感染源，需要多开窗户，多通风。

（7）科学锻炼。狼疮病人一样可以进行一些运动，锻炼身体，提高免疫力。但因为容易光过敏，可以进行室内运动。游泳、骑健身单车、快走、慢跑、瑜伽、做家务等都是不错的锻炼方式。

（8）勤喝水。喝水可以保持生命活力，可以适当多喝。但如果狼疮肾炎、水钠潴留时，需要控制饮水量。

（9）均衡营养。狼疮病人应该注重均衡营养，保证营养充足，这也是提高免疫力的措施。

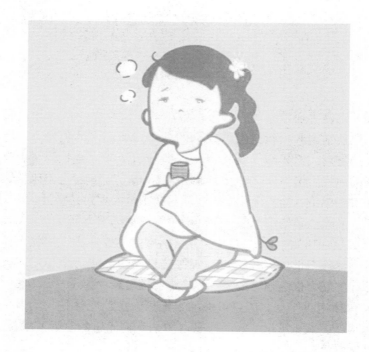

狼疮病人可以接种宫颈癌疫苗吗

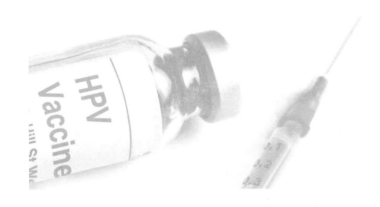

人乳头瘤病毒（HPV）被认为是诱发宫颈癌的重要因素，全世界每年有 46 万新发宫颈癌病例，每年约有 25 万人死于宫颈癌。HPV 疫苗对预防年轻女性发生 16 和 18 亚型 HPV 相关的宫颈癌和癌前病变的有效性达到 99%。

随着 HPV 疫苗在国内的上市，自身免疫疾病病人如类风湿关节炎病人、系统性红斑狼疮病人是否可以接种 HPV 疫苗呢？

疫苗是预防感染的重要手段，但自身免疫疾病病人自身免疫功能紊乱，同时因治疗需要使用激素和/或免疫抑制剂，使机体处于免疫抑制状态，影响疫苗在体内的应答。关于自身免疫病病人的疫苗接种问题，欧洲抗风湿病联盟（EULAR）建议：

（1）尽可能在病情稳定时接种疫苗。

（2）免疫功能受抑制的病人尽量避免接种减毒活疫苗。

（3）使用针对 B 细胞的生物制剂（如利妥昔单抗）的，尽可能在使用前接种疫苗。

（4）强烈建议系统性红斑狼疮及其他自身免疫病病人接种灭活的流感疫苗和 23 价肺炎球菌多糖疫苗。

（5）脾功能减退或无脾的病人，推荐接种肺炎球菌、流感嗜血杆菌 B 和脑膜炎球菌 C 疫苗。

（6）女性系统性红斑狼疮病人可考虑接种人乳头瘤病毒（HPV）疫苗。

（7）部分病人可考虑接种带状疱疹病毒疫苗。

（8）有感染甲/乙型肝炎风险的病人推荐接种相应疫苗。

减毒活疫苗是指带有抗原性的疫苗，免疫力强，效应持久，但有可能在体内恢复毒力引起发病。灭活疫苗（死疫苗）是指只有免疫原性，没有抗原性的疫苗，通常需要反复接种来保持抗体水平。

2016 EULAR 关于 SLE 和/或抗磷脂综合征（APS）病人健康管理推荐更简单明了地指出：对于 SLE 和/或 APS 病情稳定的病人应考虑进行 HPV 疫苗接种。

所以，自身免疫疾病病人，尤其是女性系统性红斑狼疮病人，在病情控制稳定的情况下，可以并且鼓励考虑接种 HPV 疫苗。

狼疮病人可以使用青霉素吗

狼疮病人能否使用青霉素

一名病人被蚊虫蜇伤引起下肢皮肤细菌性感染，皮肤科医生建议在加强局部消毒护理的同时口服抗生素，建议使用阿莫西林克拉维酸钾（青霉素类）抗感染治疗。病人反问，"我有系统性红斑狼疮病史，青霉素类药物是否适合使用?"那么，狼疮病人，青霉素类药物究竟能不能使用?

什么是药物性狼疮

药物性狼疮即药物诱发的狼疮，是指服用某些药物后引起的关节痛、皮疹、发热、浆膜炎，血中出现抗核抗体（ANA）、抗组蛋白抗体的一种临床综合征。

那么，哪些药物与药物性狼疮相关呢?

已证实与药物性狼疮明确相关的药物包括：普鲁卡因胺、肼屈嗪、米诺环素、地尔硫卓、青霉胺、异烟肼（INH）、奎尼丁、抗肿瘤坏死因子（TNF）α治疗（通常指英夫利昔单抗和依那西普）、干扰素、甲基多巴、氯丙嗪、普拉洛尔等。

临床观察认为很可能与药物性狼疮相关的药物包括：抗惊厥药物（如苯妥英、美芬妥因、三甲双酮、乙琥胺、卡马西平）、抗甲状腺药物、抗菌药物（磺胺类药、利福平、呋喃妥英）、β受体阻滞剂、锂制剂、对氨基水杨酸钠、卡托普利、γ干扰素、氢氯噻嗪、格列本脲、柳氮磺胺吡啶、特比萘芬、胺碘酮、噻氯匹定和多西他赛等。

临床观察认为可能与药物性狼疮相关的药物包括：金制剂、青霉素、四环素、利舍平、丙戊酸钠、他汀类药物（如洛伐他汀、辛伐他汀和阿托伐他汀）、灰黄霉素、二甲苯氧庚酸、丙戊酸钠、拉莫三嗪和氨基水杨酸等。

青霉素不是狼疮的禁忌药物

由上可见，青霉素确实属于在临床观察认为可能与药物性狼疮相关的药物，那么，青霉素在狼疮病人中到底能不能使用呢？

事实上，药物性狼疮与原发性狼疮的发病机制并不完全一致。所以，原则上，这类可能诱发药物性狼疮的药物并非原发性狼疮病人的禁忌用药，在临床判断需要使用的时候，仍可使用。但应用时应加强观察。

此外，药物性狼疮往往较原发性狼疮轻，而且停药后临床症状往往迅速缓解，所以，我们并不那么担心。

使用青霉素时需要留意是否过敏

不过，青霉素类药物属于易引起过敏的药物，使用前必须确认是否曾经使用青霉素类药物，有无过敏史。如未曾使用过青霉素类药物的，还需皮试阴性后方可使用。因为一旦发生严重过敏，免疫过度激活，对狼疮病情确实会有不良影响。

男性自身免疫疾病病人备孕用药

女性自身免疫疾病病人备孕、妊娠期、哺乳期用药前面都讲解了不少，但是对于男性自身免疫疾病病人备孕用药很多病人依然很迷茫。结合英国风湿病学会（BSR）指南，讲解如下：

糖皮质激素：泼尼松、甲泼尼龙，男性备孕可以使用。（BSR 指南）

羟氯喹：男性病人备孕时不应停药，可以使用。（BSR 指南）

甲氨蝶呤：有限的证据证明低剂量甲氨蝶呤与男性备孕兼容，可以使用。（BSR 指南）

柳氮磺吡啶：可以降低男性生殖能力，但并无建议推荐备孕停用，除非备孕超过 1 年未成功，否则不考虑停药。（BSR 指南）

来氟米特：非常有限的证据证明与男性备孕兼容，可以使用。（此为 BSR 指南推荐意见，也有学者提出准备生育的男性也应考虑中断服药，同时服用考来烯胺进行洗脱。）

硫唑嘌呤：男性备孕可以使用！（BSR 指南）

环孢素：有限的证据证明低剂量环孢素与男性备孕兼容，可以使用。（BSR 指南）

他克莫司：有限的证据证明低剂量他克莫司与男性备孕兼容，可以使用。（BSR 指南）

环磷酰胺：男性备孕不可以使用。（BSR 指南）

霉酚酸酯：非常有限的证据证明与男性备孕兼容，可以使用。（BSR 指南）

TNF-a 拮抗剂：有限的证据证明英夫利昔单抗、依那西普、阿达木单抗与男性备孕兼容，可以使用。（BSR 指南）

利妥昔单抗：有限的证据证明利妥昔单抗与男性备孕兼容，可以使用。（BSR 指南）

托珠单抗：无相关数据，但是基于女性兼容性，考虑无伤害。（BSR 指南）

阿那白滞素：无相关数据。

阿巴西普：无相关数据。

贝利木单抗：无相关数据。

对乙酰氨基酚：无相关数据，但是基于女性兼容性，考虑无伤害。（BSR 指南）

阿米替林：无相关数据，但是基于女性兼容性，考虑无伤害。（BSR 指南）

加巴喷丁和普瑞巴林：无相关数据。

非选择性非甾类抗炎药（NSAIDs）：如双氯芬酸钠、布洛芬等，男性备孕可以使用；COX-2 抑制剂，无相关数据。（BSR 指南）

二磷酸盐：如阿伦磷酸钠、唑来磷酸等，无相关数据。

降尿酸药物：

别嘌醇：别嘌醇可通过胎盘，但有限的数据提示妊娠期使用别嘌醇并未观察到胎儿不良事件的发生。美国 FDA 数据未将男性备孕列为禁忌。

非布司他：动物实验提示妊娠期使用会增加新生儿死亡和低出生体重儿的发生机会，但未观察到胎儿致畸不良事件。FDA 数据未将男性备孕列为禁忌。

秋水仙碱：秋水仙碱可通过胎盘，但是在家族性地中海热病人妊娠期使用秋水仙碱的数据提示并未增加流产、死产及致畸的风险。FDA 数据未将男性备孕列为禁忌。

狼疮病人不明原因腹痛，为什么要重视

【病例 1】

有个外地的系统性红斑狼疮病人最近反复剧烈腹痛，向笔者求助。笔者建议及时到当地消化内科就诊，"要告诉消化科医生你有狼疮病史，你的狼疮主诊医生提醒要注意肠系膜血管炎的可能"。该蝶友到当地消化科就诊后发来疑问："肠系膜血管炎要做 CT 检查吗？消化科医生让我做 CT。"

【病例 2】

C 先生正值壮年，是一家公司的高管，平时经常锻炼，身体棒棒的。突然有一段时间出现反复腹痛，腹痛严重时虽然症状比较重，但又时而好转减轻，加之平时没有什么基础疾病，身体也一向很好，所以，他以为并无大碍。

C 先生继续以往忙碌的上班生活，就这样过了几个星期。谁知道有一天又一次腹痛加重，然后就不得了了——不但腹痛严重，还剧烈呕吐，消瘦严重。到了医院消化内科住院，一做腹部 CT，发现腹腔肠管管壁水肿明显，考虑狼疮所致的肠系膜血管炎，肠系膜血栓栓塞可能性大。当时的 CT 图如下图，非常典型的肠系膜血栓栓塞、腹腔肠管管壁水肿影像，见一次一辈子都不会忘记了（下图中甜甜圈样的就是水肿的肠管管壁）。

幸运的是 C 先生遇到了非常有经验的内科医生，非常警惕地进行了风湿免疫相关的检查，包括直抗试验、自身免疫抗体指标等，后请风湿免疫科会诊，确诊为系统性红斑狼疮。然而，由于 C 先生在家里拖的时间已经比较久了，此时已经发生了严重的肠梗阻、肠穿孔，病情危重。

转入风湿免疫科后积极多科会诊，在风湿免疫科积极治疗的前提下，

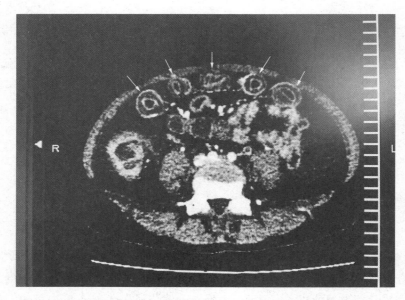

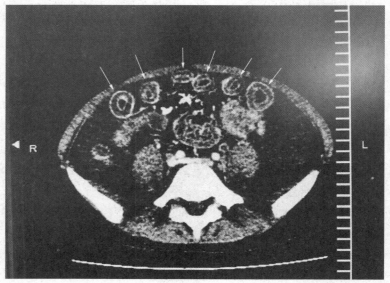

徐婷医生提供的教学图片

胃肠外科为 C 先生进行了积极手术治疗切除了部分坏死的肠管。术后继续风湿免疫科积极治疗，终于转危为安。

　　系统性红斑狼疮（SLE）是一种可累及多脏器的自身免疫性炎症性结缔组织病，由于体内有大量致病性自身抗体和免疫复合物而造成组织损伤，临床上可出现各个系统和脏器损伤的表现，如皮肤、关节、浆膜、心脏、肾脏、胃肠道、中枢神经系统、血液系统等。临床中发现不典型的病例日渐增多，SLE 也可以表现为肠道不适，甚至是首发症状，虽然这种情况在临床上并不算常见，但也并非罕见，所以临床医生应该提高警惕。

　　对于确诊的 SLE 病人，出现其他原因不能解释（即原因不明）的反复腹痛，需要高度警惕狼疮所致的肠系膜血管炎肠系膜血栓发生的可能性。如果临床上高度怀疑，则有必要做 CT 检查。

　　狼疮相关肠系膜血管炎如处理不及，会导致肠道坏死，严重时需要手术切除坏死肠道，这可能造成日后生活质量的严重下降，处理再不及时更严重时，甚至会威胁生命。

狼疮病人需要警惕这种皮疹

狼疮病人容易发生机会性感染

狼疮病人不论是由于疾病本身相关的免疫功能紊乱，还是激素、免疫抑制剂的应用，都会使机体抵抗力下降，因此容易发生机会性感染。

机会性感染是指一些致病力较弱的病原体，在人体免疫功能正常时不能致病，但当人体免疫功能降低时，它们乘虚而入，侵入人体内，导致各种疾病。正常菌群在机体免疫功能低下，寄居部位改变或菌群失调等特定条件下引起的感染称为机会性感染。

带状疱疹是狼疮病人较常见的一种机会性感染

狼疮病人中较常见的其中一种机会性感染是带状疱疹。带状疱疹是一种呈带状分布的疼痛性皮疹。

带状疱疹是由水痘－带状疱疹病毒引起的急性感染性皮肤病。第一次感染该病毒者往往发生水痘，而非带状疱疹，比如对此病毒无免疫力的儿童被感染后，易发生水痘。水痘感染后（或部分病人被感染后成为带病毒者而不发生症状），由于此病毒具有亲神经性，感染后可长期潜伏于脊髓神经后根神经节的神经元内，当抵抗力低下或劳累、感染、感冒时，病毒可再次生长繁殖，并沿神经纤维移至皮肤，使受侵犯的神经和皮肤产生强烈的炎症，即发生带状疱疹。带状疱疹的皮疹一般有单侧性和按神经节段分布的特点，有集簇性的疱疹组成，并伴有疼痛；年龄愈大，神经痛愈重。

带状疱疹具有传染性吗

接触带状疱疹病人的皮疹，一般不会患带状疱疹，但却可能会感染病毒而患水痘。但是，如果曾经得过水痘或带状疱疹，或曾经接种水痘－带状疱疹疫苗，则一般不会被传染。

带状疱疹的典型症状是什么

首先，带状疱疹可引起皮肤感觉异常，可感觉瘙痒、灼痛、疼痛、刺痛。部分病人可伴随发热、恶心、头痛。一般 1～2 天后，出现集簇性的疱疹组成带状分布的皮疹。皮疹最常发生的部位是前胸和后背，当然，也可发生于身体的其他部位。皮疹多发生在身体的一侧，一般不超过正中线。疼痛程度可由轻微到剧烈不等。3～4 天后水疱破溃，此时最易合并皮肤感染。如无继发皮肤感染，一般 7～10 天后皮疹开始结痂愈合，此后病人一般不再具有传染性——因此带状疱疹病人应建议隔离至皮疹结痂后（即 7～10 天后）再重返学校或工作岗位。

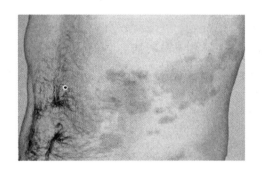 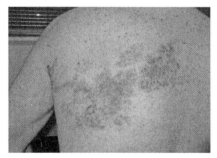

带状疱疹

带状疱疹会很严重吗

是的，带状疱疹会存在严重的情况，10 名病人中一般有 1 名会出现带状疱疹后遗神经痛。虽然皮疹已经消退，但是神经痛可遗留数月至数年不等。带状疱疹后遗神经痛可以非常剧烈，以致夜不能寐，衣带渐宽，甚至部分病人出现抑郁症的情况。

带状疱疹如处理不当，也可以发生严重的皮肤感染、眼部疾病（如果皮疹很靠近眼部）、耳部疾病（如果皮疹很靠近耳部），在有基础疾病病人，可发生严重感染。

得了带状疱疹是否需要看诊

一般建议在症状出现的 3 天内就诊。如能及时就诊，医生一般会予以抗病毒药物治疗，早期抗病毒药物的应用可以缩短病程，并减少带状疱疹往严重方向发展或出现后遗神经痛的机会。

如何处理带状疱疹皮疹

只需保持带状疱疹局部皮肤干净、干燥，不要使用医生处方之外的任何外用药物。

带状疱疹可以预防吗

答案是肯定的。通过接种水痘－带状疱疹疫苗可大大减少带状疱疹的感染机会。但也有极少数病人接种疫苗后可出现轻微症状的带状疱疹。一般建议 50 岁以上免疫力低下者或 60 岁以上无抗体者，可接种带状疱疹疫苗。

狼疮病人可以接种带状疱疹疫苗吗

带状疱疹疫苗一般为减毒活疫苗。自身免疫疾病病人如抗体阴性，最好尽量在病情稳定的情况下或在使用激素或免疫抑制剂及生物制剂之前接种。